簡単な食事や生活のコツで下げられる！

コレステロール・中性脂肪にホントにいいこと帳

監修：板倉 弘重（医学博士）

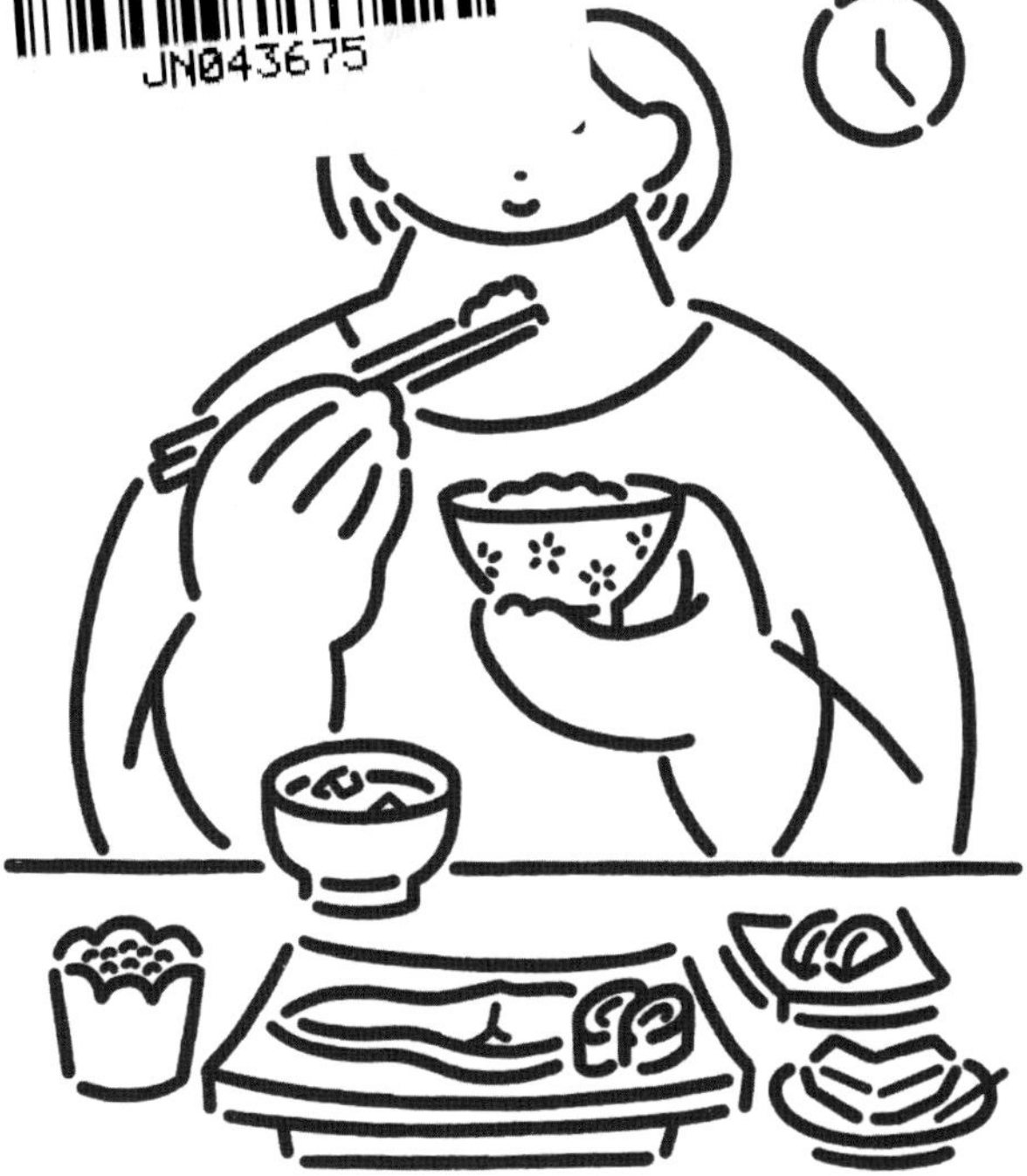

主婦の友社

はじめに

コレステロール値が高いとわかっても、自覚症状がないのでそのまま放置してしまうこともあるかもしれません。しかし、高いままほうっておくと、脂質異常症になります。脂質異常症は高血圧や糖尿病と並ぶ生活習慣病。その先には動脈硬化、脳梗塞や心筋梗塞などの大きな病気が待っています。コレステロール値が高いことに気づいたら、すぐに下げるための対処をすることは、とても大切なことなのです。

コレステロール値が高くなる原因の多くは、生活習慣からきています。好きなものを好きなだけ食べてゴロゴロしていたら高くなって当たり前ですよね。とはいえ、コレステロール値を下げるために、急に生活習慣を変えて、早寝早起きの規則正しい生活と、食事制限に加えて運動もなどといわれても、続ける

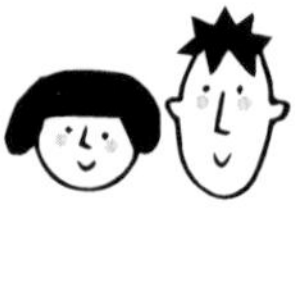

のはなかなか難しいでしょう。

でも、安心してください。そこまで頑張らなくても大丈夫です。実は、コレステロール値を下げるのはそんなに難しいことではないのです。本書にはちょっとした「コレステロールにいいこと」がたくさん掲載されています。

楽しみながら続けることがいちばんのポイントとなります。本書でご自分にぴったりのできそうなこと、おもしろそうだと思ったことを見つけて、「手軽にできて、楽しみながら、苦労せずにコレステロールや中性脂肪を下げる生活」を、ぜひ今日から始めてみてください。

本書がみなさまの健康生活の一助となれば幸いです。

主婦の友社

コレステロール・中性脂肪にホントにいいこと帳 ● もくじ

第1章 コレステロール・中性脂肪が上がるとなぜいけないの？

第2章 コレステロール・中性脂肪を下げて動脈硬化を防ぐ食材

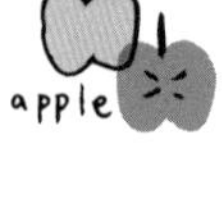

第3章 食べ方の工夫でコレステロールと中性脂肪を下げる

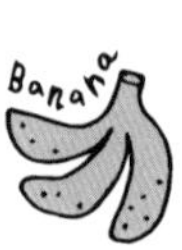

第4章
コレステロール・中性脂肪を下げる生活と運動

あなたの
コレステロール
中性脂肪
大丈夫ですか？

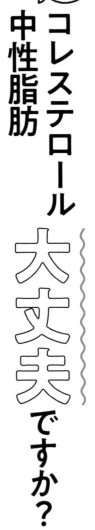

- LDLコレステロールが増えると血管にダメージが！
- 脂質異常症になると、さまざまなリスクが！
- まだ間に合ううちに、今すぐに対策を！

《 脂質異常症の診断基準値 》

	空腹時血清脂質値※	
高LDL（悪玉）コレステロール血症	LDLコレステロール	140mg/dℓ以上
低HDL（善玉）コレステロール血症	HDLコレステロール	40mg/dℓ未満
高中性脂肪（トリグリセライド）血症	中性脂肪（トリグリセライド）	150mg/dℓ以上

※上記は空腹時に採血した血清1dℓあたりに含まれる脂質の量
この診断基準は、薬を使う治療の開始基準を示すものではありません。
参考資料：日本動脈硬化学会（編）：動脈硬化性疾患予防ガイドライン2017年版、日本動脈硬化学会、2017
※18ページ以後も参考にしてください。

この数値は要注意！
今すぐ本書の対策を！

あなたの生活習慣をチェックしてみよう

コレステロールや中性脂肪の数値には、生活習慣が影響します。ということは、健康な体を維持するためには、生活習慣を見直すことが必須です。食生活はもちろんのこと、生活リズムや運動など、ご自分の普段のことを思い浮かべてみてください。

たとえば、次のページの項目をチェックしてみてください。思い当たることの数が多ければ多いほど、生活習慣の見直しが必要です。でも、楽しみながら数値を下げることができます。本書を読んで、できることからすぐに始めましょう。

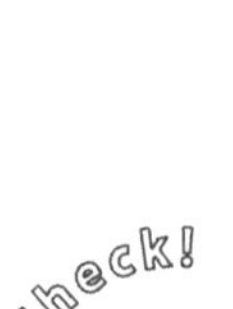

生活習慣セルフチェック

- □ 食べすぎることがよくある
- □ 飲みすぎることがある
- □ 朝食を抜くことが多い
- □ 脂っこい肉が好き
- □ 青魚はあまり食べない
- □ 毎日のように間食をする
- □ 寝るのも起きるのも遅い
- □ 睡眠不足
- □ デスクワークが多い
- □ 休日はゴロゴロしている
- □ 階段は使わない
- □ 運動不足と自覚している

このままでいたら リスクがいっぱい

- 悪玉コレステロールで動脈硬化のリスクが高まる
- ロコモティブシンドロームのリスクも！
- メタボになると、生活習慣病のリスクがアップ
- さらに狭心症や心筋梗塞、脳梗塞、脳出血の危険も

今すぐなんとかしよう！

第1章

コレステロール・中性脂肪が上がるとなぜいけないの？

コレステロールは体に必要なもの

どうして？

コレステロールは生命維持に大切な働きをする物質

●コレステロールは体内に存在する脂質の一種

脂質は、炭水化物、タンパク質と並ぶ三大栄養素の1つで、人間が生きていくために欠かせないものです。**コレステロールはその脂質の一種で、体を構成する細胞を包む膜の材料になります。**

人間の体は60兆個もの細胞でできていますが、すべての細胞が維持できているのはコレステロールのおかげです。体内には100～150gのコレステロールがあり、その約4分の1が神経細胞の集まりである脳に存在しています。残りのコレステロールは脊髄《せきずい》や筋肉にあり、血液中に溶けているのは10～13g程度。

血液検査のときに測るのは血清（血液の中の液体成分）中のコレステロール量なので、その半分ぐらいとなります。

コレステロールの働きに話を戻しますと、体の機能調整に欠かせない副腎皮質ホルモン、男性ホルモン、女性ホルモンの材料にもなります。また食事から脂肪や脂溶性ビタミンをとると、それを消化・吸収するために胆汁酸が必要です。この胆汁酸もコレステロールから作られます。

つまり**コレステロールは細胞の新陳代謝、体の機能を健康的に調整すること、消化・吸収など、生命維持にとって非常に大切な働きをする物質**なのです。

●30～40代はコレステロールが気になり始める年代

30代、40代と年を重ねると、コレステロール、中性脂肪など、それまでは基準値内だった数値が徐々に上がり始めます。「コレステロールが高い」＝「中年太り」「健康によくない」、そんなイメージだけで語られることが多いのですが、むやみに悪者扱いするのは大きな間違い。コレステロールとは何か、中性脂肪とは何かを理解したうえで、数値を正常範囲にしていきましょう。

数値は低すぎてもよくない

コレステロールが
低すぎると、
病気にかかりやすい

どうして？

●増えすぎた場合は動脈硬化のリスクがある

「健康診断を受けたら、コレステロールが高いって言われたよ」、「私も太っているわけでもないのに、コレステロールでひっかかっちゃった」。30〜40代になると、会社の仲間や友人たちとの間で、こんな健康ネタが話題になることもあるでしょう。

「過ぎたるは、及ばざるがごとし」で、体に必要なコレステロールも、増えすぎると動脈硬化を悪化させる大きなリスクとなります。動脈硬化の恐ろしさについてはあとでくわしく説明しますが、「動脈硬化を予防するため、コレステロールは低ければ低いほどいいの

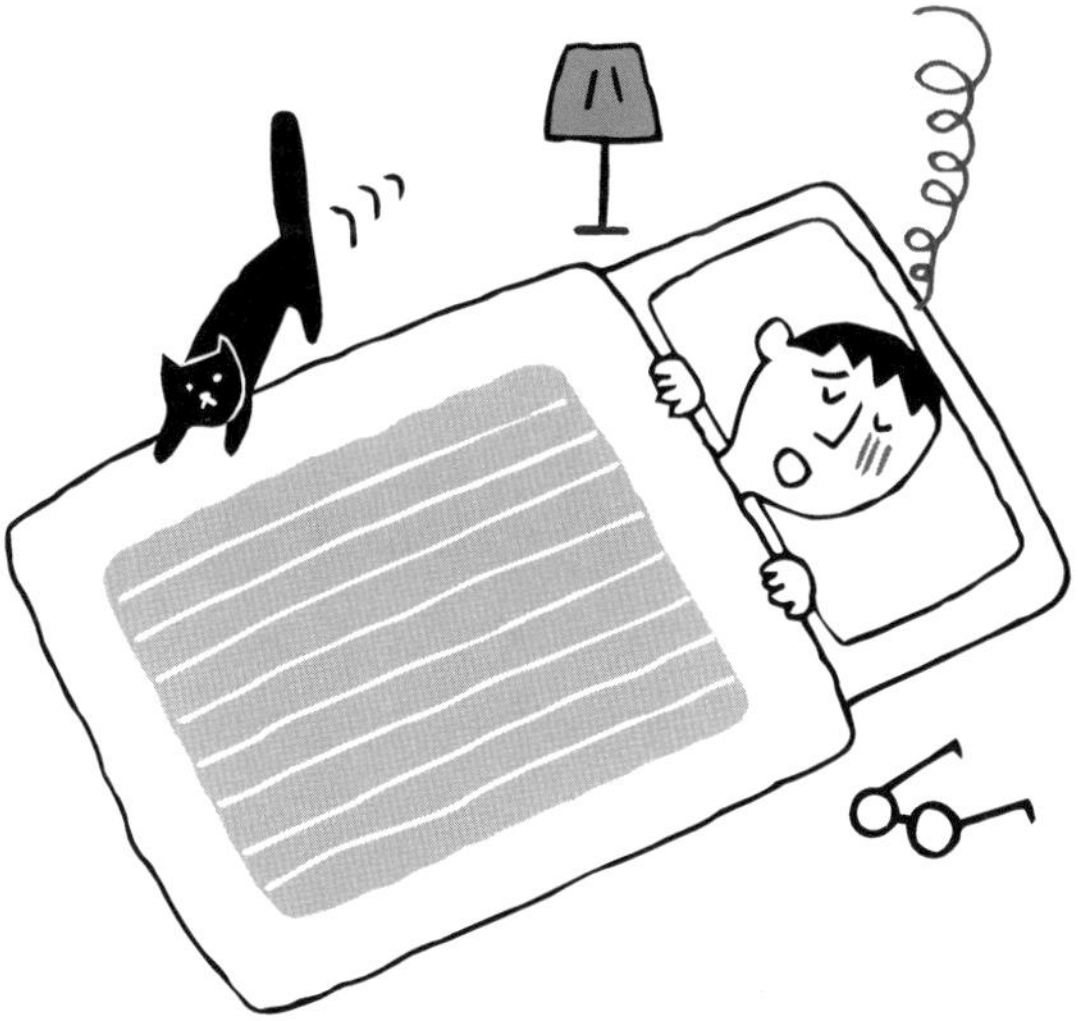

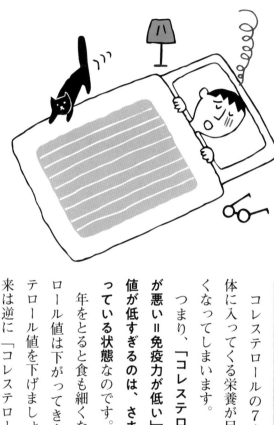

か」というと、そうではありません。

●コレステロール値の低下は免疫力も下げる

コレステロールの7〜8割は体内で作られますが、体に入ってくる栄養が足りないと、十分な量を作れなくなってしまいます。

つまり、**「コレステロール値が低すぎる＝栄養状態が悪い＝免疫力が低い」ということ。コレステロール値が低すぎるのは、さまざまな病気にかかりやすくなっている状態**なのです。

年をとると食も細くなりますし、一般的にコレステロール値は下がってきます。30〜40代の今、「コレステロール値を下げましょう」といわれている人も、将来は逆に「コレステロール値を上げたほうが、免疫力も高くなっていい」といわれるかもしれませんね。

コレステロールには善玉と悪玉が！

コレステロールが
増えすぎると
悪玉になる！

どうして？

●コレステロールの善玉と悪玉、いったい何が違う？

コレステロールには善玉と悪玉とがあることは、みなさんご存じでしょう。でも、その違いまで知っているでしょうか？

実は**善玉も悪玉も、コレステロールそのものはいっしょです。違うのは、コレステロールを運ぶ役目をする、「リポタンパク」という物質**なのです。

コレステロールの7〜8割は体内の肝臓で作られ、残りの2〜3割は食事として入ってきます。肝臓で作られたコレステロールは、血液に乗って、体じゅうに運ばれます。このときコレステロールは特殊なタンパ

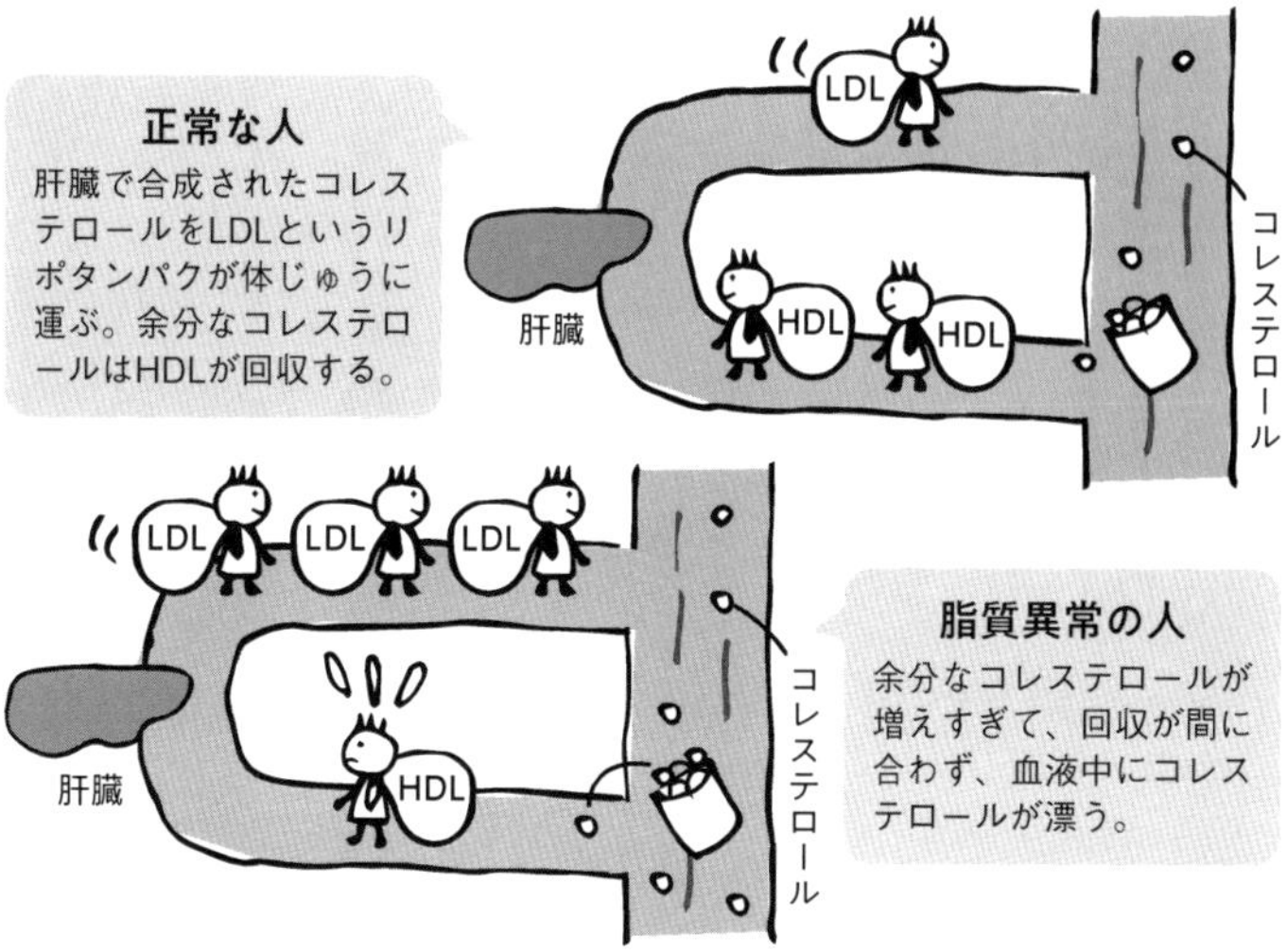

クと結合し、ＬＤＬというリポタンパクの形で血液中を移動していきます。

しかし、ＬＤＬが血液中に増えすぎると、コレステロールを血管の中に置き去りにします。血管の中に置き去りにされたコレステロールは血管壁に入り込んで、動脈硬化を引き起こす原因になります。このため、ＬＤＬ＝悪玉コレステロールと呼ばれるようになったのです。

一方、善玉コレステロールと呼ばれるのは、ＨＤＬというリポタンパクです。**ＨＤＬは血管壁にたまったものなど、余分なコレステロールを回収して、肝臓に戻す働きをします。つまりＬＤＬとは逆の働きをして、動脈硬化を防ぐ作用がある**ので、善玉と呼ばれるようになったのです。

悪玉LDLで心筋梗塞のリスクが3倍に

LDLの中に血管の
壁に入り込みやすい
超悪玉がいる！

どうして？

●酸化LDLコレステロールは超悪玉！

悪玉と呼ばれるLDLコレステロールも、体じゅうの細胞にコレステロールを運ぶために必要な物質。ですから**健康な体にとっては、悪玉のLDLコレステロールと善玉のHDLコレステロールがバランスよく存在している状態を保つのが理想**です。

悪玉コレステロールであるLDLの中に、とくに粒子が小さなLDLがあります。通常のLDLは約2日で肝臓に取り込まれるのですが、粒子の小さな小型LDLは5日間も血液中を漂っているといわれます。血液中に長くいればいるほど、LDLは酸化して（酸化

ＬＤＬコレステロール）、動脈硬化を進行させてしまいます。

また、酸化した小型ＬＤＬコレステロールは小さいので、血管の壁に入り込みやすく、心筋梗塞を起こすリスクも、通常のＬＤＬコレステロールより3倍も高くなります。そのため酸化ＬＤＬコレステロールは超悪玉コレステロールと呼ばれたりします。

●コレステロール値が問題なくても、油断できない！

超悪玉コレステロールが増えやすいのは、血圧が高い人、血糖値が高い人、中性脂肪が高い人、肥満の人、過去に心疾患になったことがある人です。

ＬＤＬコレステロールの値が基準値内でも、超悪玉コレステロールの割合が多い場合もあります。ですから高血圧や高血糖、肥満など、超悪玉コレステロールが増えやすい要因を自分が持っていると思う人は要注意！　コレステロール値に問題がなくても、今すぐ生活習慣を見直して、超悪玉コレステロール対策を始めましょう。

悪玉LDLで動脈硬化のリスクが高くなる！

悪玉LDL
コレステロールは
血管内にコブを作る

どうして？

●コレステロールが高くても、痛くもかゆくもない

健康診断などで、「コレステロールが高い」といわれても、多くの人が放置しがち。なぜかというと、コレステロールが高くても、痛くもかゆくもないからです。しかし血液の中に悪玉のＬＤＬコレステロールが増えすぎると、大変です。

ＬＤＬコレステロールが増えすぎた状態が続くと、血管のいちばん内側の細胞（内皮細胞）が傷つきます。そして**傷ついた内皮細胞のすきまから、ＬＤＬコレステロールが血管内に侵入して炎症を起こし、コブのようなもの（プラーク）を作ります。これが動脈硬**

《動脈硬化のメカニズム》

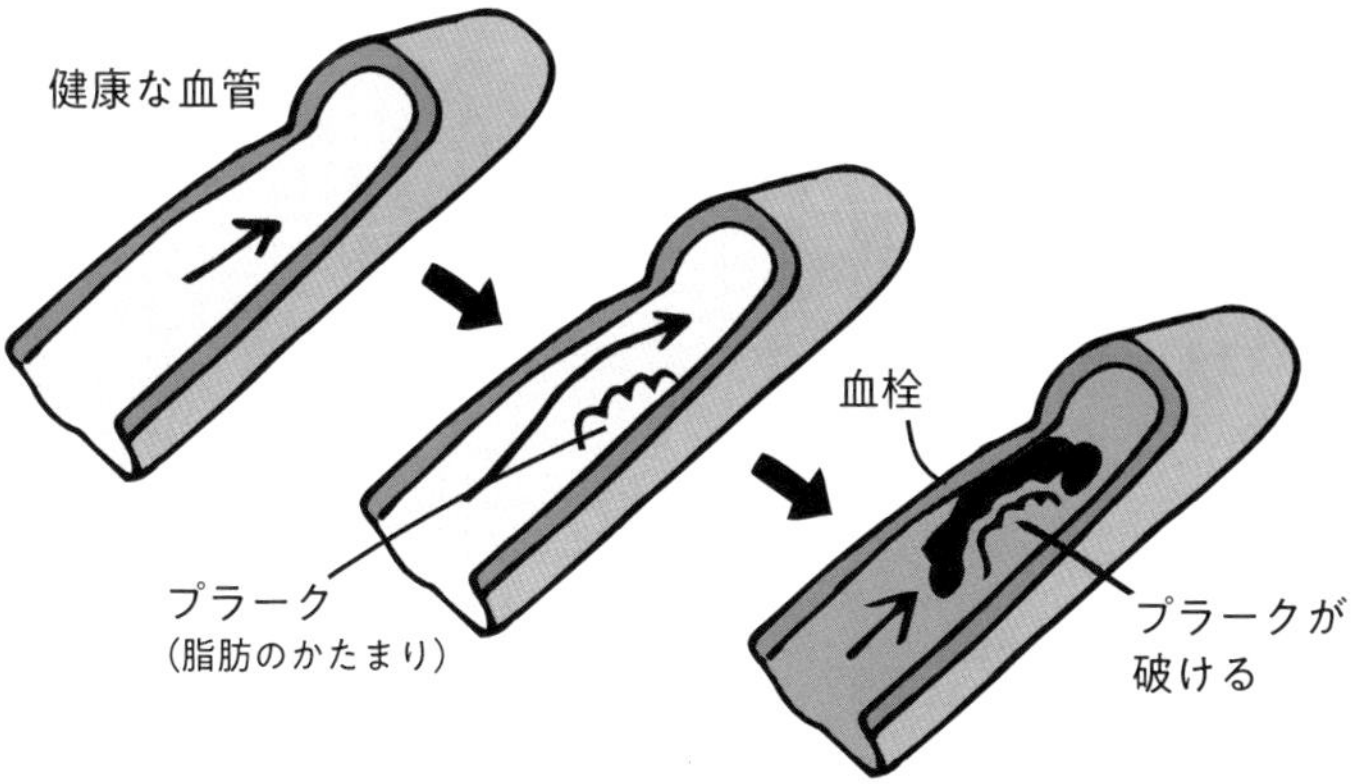

化という状態。〝硬化〟という名前ですが、コブそのものはやわらかく、かたいのはコブの下の膜です。

動脈硬化を起こした血管は弾力を失って、かたくなっています。さらにコブによって血管は狭くなりますから、血液の流れも悪くなります。そしてやわらかなコブが何かの拍子に破れると、血小板が集まってきて血を固め、破れたところをふさごうとします。この固まった血がはがれて詰まって発症するのが、脳梗塞や心筋梗塞などの血管病です。

一方、善玉であるＨＤＬコレステロールは、血管壁に入り込んだ悪玉コレステロールを回収して、肝臓に戻す働きをします。ですから、ＨＤＬコレステロールの値が高い＝血管の壁がきれいな状態に保たれている、ということを意味します。

動脈硬化を進行させる原因は？

ポイント

ストレス、喫煙、お酒の飲みすぎにも注意が必要

●高コレステロールのほかにも動脈硬化になる原因が

血管は全身にありますので、どこで動脈硬化が進行するかによって、あらわれる病気もさまざまです。

たとえば心臓を動かすための筋肉に栄養を送る血管が詰まると、心筋梗塞や狭心症になり、命にかかわります。また、脳の血管で動脈硬化が起こって、脳動脈が詰まると脳梗塞になります。脳梗塞になると脳への血流がとだえて、脳細胞が壊死《えし》するので意識障害や手足の麻痺、言語障害などの症状があらわれます。下肢の血管に動脈硬化が起こると、足のしびれや痛み、最悪の場合は壊疽《えそ》になり、下肢の切断に至ることもある

≪動脈硬化を進行させるリスクになるもの≫

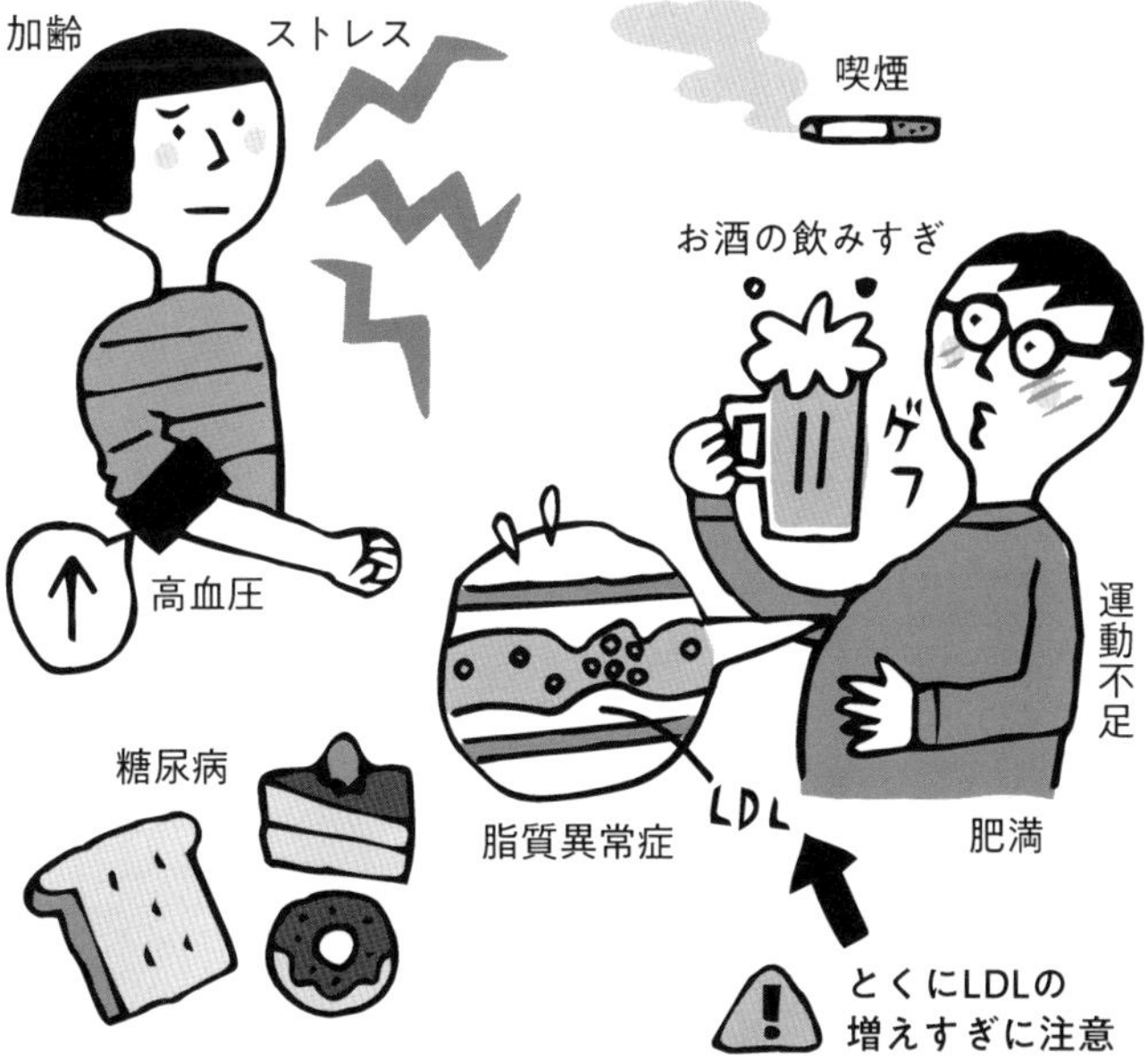

加齢
ストレス
喫煙
お酒の飲みすぎ
ゲフ
高血圧
運動不足
糖尿病
LDL
脂質異常症
肥満
とくにLDLの
増えすぎに注意

のです。

動脈硬化はいくつかの原因が重なって、進行していきます。動脈硬化を進行させるリスクになるものを、上にあげました。働き盛りの30〜40代の読者ならば、誰でも1〜2つは当てはまるのでは？

コレステロールが高いだけでも問題ですが、その他のリスクもあわせて持っている人は、今すぐ食事や生活習慣の見直しが必要です。

ロコモティブシンドロームにも注意を！

どうして？

血管が傷つくと血液の循環が悪くなり筋肉や筋力が衰える

●30～40代の習慣が、リタイア後の生活を決める！

コレステロールが高くなって血管がダメージを受けると、ロコモティブシンドロームやサルコペニアのリスクも高くなります。

ロコモティブシンドロームというのは筋肉や骨、関節、椎間板《ついかんばん》などの運動器に障害が起こって、立つ、歩くなどの機能が低下した状態のこと。進行すると日常生活に支障が出てきて、要介護のリスクがグンと高まります。

サルコペニアというのは筋肉や身体機能が急速に衰えていくことです。

コレステロールによって血管が障害を受けると、全身に酸素や栄養を届ける血液の循環が悪くなります。すると筋肉の衰えが加速するので、サルコペニアになりやすい状態になっていきます。そして筋肉・筋力が衰えると関節や骨の健康にまで影響して、ロコモティブシンドロームにつながるのです。

30代、40代のみなさんは、「足腰が弱って寝たきりになる？　そんなのはまだまだ先の話だ」と思っているかもしれません。しかし**高コレステロールを招いた現在の生活を続けていれば、自分で考えているよりもうんと早い時期に「足腰が痛い」「動くのがしんどい」毎日が始まる**でしょう。

でも、これまでどんなに不健康な生活を続けてきた人でも、今すぐ生活習慣を見直せば間に合います。

リタイア後も元気で楽しく過ごせるか、それとも病院通いの毎日になるかを決めるのが、まさに30〜40代の今の生活スタイルなのです。

体に必要でも増えると害になる中性脂肪

どうして？

増えると血管の
内皮細胞を傷つけて
動脈硬化の原因に

●中性脂肪は、いざというときの非常食

コレステロールといっしょに語られることが多いのが、中性脂肪です。中性脂肪とコレステロールをごちゃまぜに考えている人も少なくありませんので、ここで整理しておきましょう。

中性脂肪もコレステロールと同じく、体にとって大切な脂質の1つです。そしてコレステロール同様、食品から吸収されるものと、肝臓など体内で作られるものとがあります。

コレステロールは肝臓や筋肉に蓄えられます。一方、中性脂肪は内臓まわりの脂肪組織に蓄えられ、食

《中性脂肪が多いほど冠動脈疾患のリスクが高い》

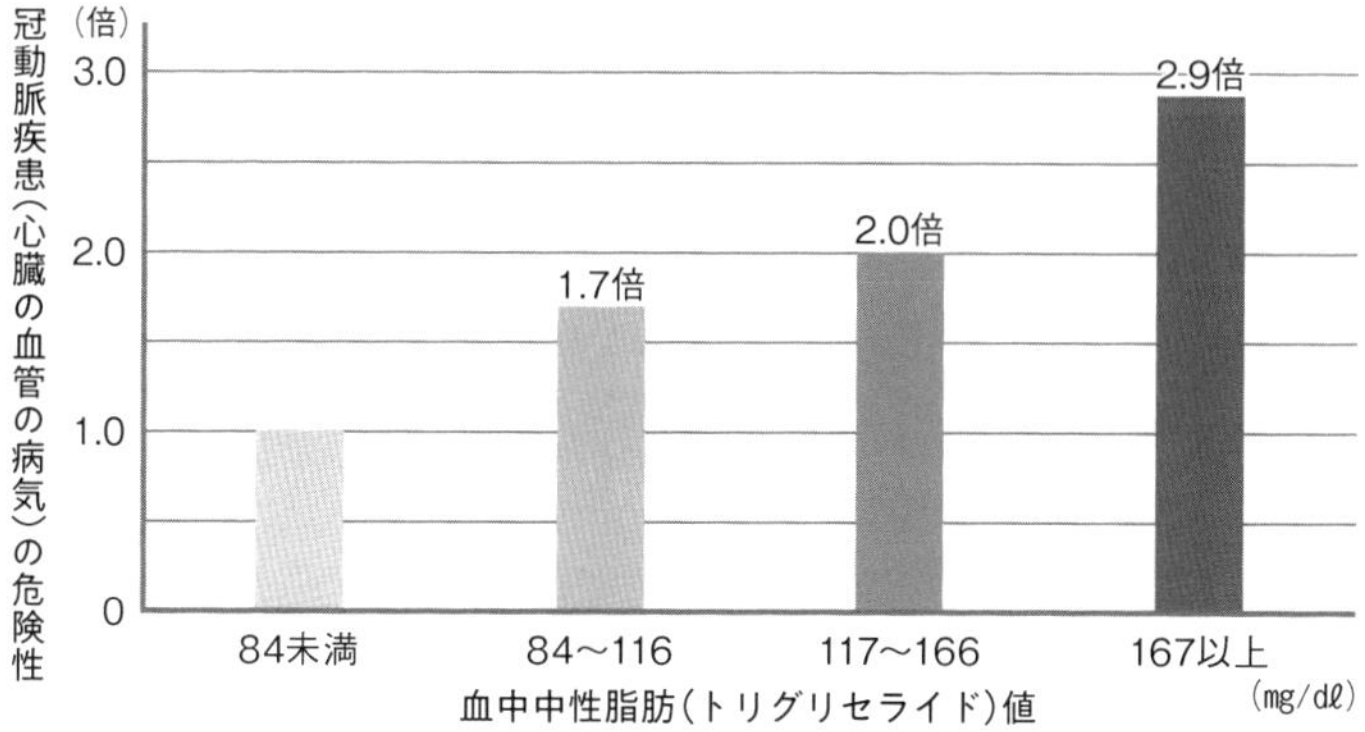

Iso H , et al: Serum triglycerides and risk of coronary heart disease among Japanese men and women. Am J Epidemiol 153: 490-9, 2001

料が足りなかったときや激しい運動をしたときなど、いざというときに使われます。また中性脂肪は、外部の衝撃から大切な内臓を守るクッションのような役目も果たします。

　中性脂肪はコレステロールのように血管の壁にたまることはありません。しかしコレステロールと同じく血管の内皮細胞を傷つけ、動脈硬化の原因になります。**中性脂肪の値が高い人ほど、心筋梗塞や狭心症などの冠動脈疾患が多くなる**というデータもあります（グラフ参照）。さらに基準値を超えてしまうと、善玉のHDLコレステロールを減らしたり、血糖値を下げるインスリンの働きを悪くすることも。また、肝臓で中性脂肪が多く作られすぎると、肝臓に脂肪がたまる脂肪肝の原因になることもあります。

中性脂肪値が高いなら脂質異常症に注意

脂質異常症とは
コレステロールと
中性脂肪が高い状態

どうして？

●脂質異常症は動脈硬化を進行させる心配がある

血中のコレステロール、中性脂肪が多くなりすぎている状態を「脂質異常症」といいます（脂質異常症の基準値は37ページ参照）。

脂質異常症は動脈硬化を進行させる心配があります。基準値を超えている場合は、すぐに受診して、医師の指導のもと、生活習慣の見直しと必要な治療を受けてください。

また中性脂肪の値は、メタボリックシンドロームとも関係します。メタボリックシンドロームの基準は、おなかまわりが男性85センチ以上、女性90センチ以上

《メタボリックシンドロームの基準》

❶ ・**腹まわり**　「男性85センチ以上」
「女性90センチ以上」

❷ ・**脂質異常**
「中性脂肪150mg/dℓ以上」あるいは「HDLコレステロール40mg/dℓ未満」のいずれかまたは両方
・**高血圧**
「収縮時血圧130mmHg以上」あるいは「拡張時血圧85mmHg以上」のいずれかまたは両方
・**高血糖**
「空腹時血糖値110mg/dℓ以上」

メタボ >> ❶を満たしたうえで、❷の中で2つ以上該当

であること。そのうえ、高血圧、高血糖、中性脂肪が高い（あるいは善玉コレステロールが少ない）という3つのうち、2つを満たしている状態です。

メタボリックシンドロームになると高血圧、糖尿病、脂質異常という生活習慣病のリスクが高くなるだけでなく、狭心症や心筋梗塞、脳梗塞、脳出血などの危険もグンと上がります。

とくに男性の中には「年をとったら、多少太って貫禄がつくのは当たり前だから」と、メタボを軽く考えている人も少なくありません。しかし、メタボは見た目だけの問題ではありません。放置すると命にかかわる病気につながることもありますので、ぜひ頭に入れておいてほしいものです。

健康な人のコレステロールはやや高め

実際に測った結果
健康な人の場合は
やや高めだった！

どうして？

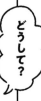

●病気になりにくいコレステロールの適正値

コレステロールや中性脂肪の値は、健康診断などの検査で調べることができますが、大事なのは検査値をどう見るかです。自分の数値をどう判断するか、その指標になる数字を2つご紹介しましょう。

37ページに掲載している表は、日本動脈硬化学会が示している、脂質異常症の基準値です。その下にあるのが、病気になりにくいコレステロールの適正値です。両者を比べてみると、コレステロールの値が少しだけ違っていることに気づくでしょう。2つの基準値が示されると、誰でも迷います。でも「2つの数字はどちらも正しい」が正解。目標が違っているだけなのです。

脂質異常症の基準は、動脈硬化になるリスクから導き出した数字。つまり「この基準値を超えると、動脈硬化になりやすい」という意味です。

病気になりにくいコレステロールの適正値は、文字どおり「病気になりにくい値」。実は日本人間ドック学会が、大勢の健康な人のコレステロール値を測ってみたところ、総コレステロールは平均220㎎／dℓぐらいだったそう。つまり、これまで適正だと考えられていた値よりも、やや高めだったのです。元気で長生きしている人の大半は、肥満、高血圧など動脈硬化のリスク（27ページ参照）がない、つまり数値はやや高めでも、それ以外は健康であることが多いのです。

ですから**コレステロールの値を見るときは、まず自分は動脈硬化の危険因子を持っているかどうか**を考えてください。持っていないのであれば、コレステロール値はやや高めでも大丈夫。でも肥満や高血圧、糖尿病などの危険因子を1つでも持っている場合は、より厳しいコレステロール値を掲げている脂質異常症の基準値を参考に、コレステロール値をコントロールするとよいでしょう。

悪玉LDLと善玉HDLの比率が重要

比率で動脈硬化や心筋梗塞のリスクがわかる

どうして？

●悪玉LDLと善玉HDLのバランスを見てみよう

コレステロールは、LDLが低く、HDLが高いのが健康な状態ですが、病院などの調査をもとに理想的だと考えられている両者のバランスは、LH比（＝LDL÷HDL）が1・5以下です。LH比が2・0を超えると動脈硬化が疑われ、2・5以上になると、心筋梗塞のリスクが高いと指摘されています。

そのうえで「ほかに病気がない場合には、LH比を2・0以下に」、「高血圧や糖尿病がある場合、あるいは心筋梗塞などの既往歴がある場合は1・5以下にすることが望ましい」と指導する病院が多いようです。

《脂質異常症の診断基準値》

	空腹時血清脂質値※	
高LDL（悪玉）コレステロール血症	LDLコレステロール	140mg/dℓ以上
低HDL（善玉）コレステロール血症	HDLコレステロール	40mg/dℓ未満
高中性脂肪（トリグリセライド）血症	中性脂肪（トリグリセライド）	150mg/dℓ以上

※上記は空腹時に採血した血清1dℓあたりに含まれる脂質の量
この診断基準は、薬を使う治療の開始基準を示すものではありません。
参考資料：日本動脈硬化学会（編）：動脈硬化性疾患予防ガイドライン2017年版、日本動脈硬化学会、2017

《病気になりにくいコレステロールの適正値》
動脈硬化の危険因子がほかにない場合

LDLコレステロール値	160mg/dℓ以下が望ましい。（180mg/dℓ以上が異常）
HDLコレステロール値	50～100mg/dℓが健康を維持しやすい。（29mg /dℓ以下が異常）
総コレステロール値	180～240mg/dℓぐらいが健康を守りやすい。（260mg/dℓ以上が異常）

※（　）内数値は日本人間ドック学会「検査表の見方」より

《LH比と血管内の状態》

$$\text{LH比} = \frac{\text{LDLコレステロール値}}{\text{HDLコレステロール値}}$$

LH比	血管内の状態
1.5以下	きれいで健康な状態
2.0以上	コレステロールの蓄積が増えて動脈硬化が疑われる
2.5以上	血栓ができている可能性あり。心筋梗塞のリスクも！

コレステロール値は簡単に下げられる！

生活習慣を見直して
コツコツ続ければ
下げられる！

どうやって？

●絶対に薬が必要な人もいる

コレステロールや中性脂肪は加齢によって、高くなる傾向があります。しかし50歳、60歳になってもコレステロールや中性脂肪の値が基準値内だという人もたくさんいます。それは食事、運動など普段の生活に気をつけているからです。

コレステロールや中性脂肪といった脂質の値が異常に増えてしまうのは、多くの場合生活習慣に問題があるのです。しかし異常なコレステロール値や中性脂肪値はちょっとした心がけで、意外に早く改善できます。

ただし、甲状腺機能低下症や腎臓病などの病気、遺伝的な理由で体内のコレステロールがうまく利用できない「家族性高コレステロール血症」の場合は薬を使った適切な治療が必須です。それ以外の大部分の人は食事内容や食べ方、運動などの生活習慣を見直せば、数値は必ず改善します。

●生活習慣の見直しはコツコツ続けよう

生活習慣の見直しを続けても、コレステロールや中性脂肪の値が思うように下がらない場合、薬物療法をすすめられるでしょう。薬を使えばコレステロール値は下げられますが、薬をやめればまたすぐに数値は悪化してしまいます。またどんなにいい薬にも副作用はつきもの。長く飲み続ければ続けるほど、副作用の心配は高くなります。ですから**薬を使う場合も、同時にコレステロールや中性脂肪を下げるような生活を心がけてください。**薬＋生活習慣の見直しでコレステロール値が下がってきたら、徐々に薬を減らし、最終的には薬をやめるのが理想です。

実際、患者さんに薬を出さず、生活指導だけで治す場合も少なくありません。第2～4章に紹介する方法のなかで、自分の生活に取り入れやすいものを試してみてください。2週間も続ければ、必ず効果が実感できるはずです。

コレステロールを下げる生活習慣1

ポイント

とにかく
食べすぎない
飲みすぎない

●BMIや食事量を適正に

コレステロールや中性脂肪が高い人、脂質異常症になってしまう人の生活習慣でいちばん注意したいのは、食べすぎと飲みすぎです。

コレステロールの7〜8割は肝臓などで合成されます。その材料になるのは炭水化物、脂肪、タンパク質など。これらの摂取量が多すぎる、つまり食べすぎると、体内のコレステロールの量も増えてしまいます。

左ページを参考にして、**まず食事の量を適正に**しましょう。どれぐらいのエネルギー（カロリー）摂取を目指すかは、その人の体型や活動量によって異なります。

《標準体重と必要なエネルギー》

1日に必要な食事量を算出するための計算法

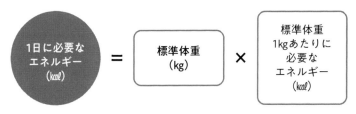

1日に必要なエネルギー（kcal） ＝ 標準体重（kg） × 標準体重1kgあたりに必要なエネルギー（kcal）

標準体重を算出するための計算法

標準体重（kg） ＝ 身長（m） × 身長（m） × 22

（標準体重のBMI指標）

標準体重1kgあたりに必要なエネルギー

安静にしている人	20 ～ 25kcal
デスクワークが多い事務職、技術者、管理職など	25 ～ 30kcal
外回りが多い営業職、店員、工員など	30 ～ 35kcal
農業・漁業従事者、建設作業員など	35 ～ 40kcal

※やせ型や若い人は高いほうの数字、肥満型や老人は低いほうの数字をとります。
参考資料：『最新 コレステロールを下げる知恵とコツ』主婦の友社

日本肥満学会では、BMI＝22を標準体重の指標としています。あなたのBMI指標は、体重（kg）÷［身長（m）×身長（m）］で求めることができます。BMI＝18.5未満がやせ型（低体重）、18.5以上／25未満が普通体重、25以上が肥満としています。

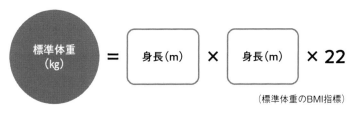

コレステロールを下げる生活習慣2

ポイント

毎日の食事は
食品の「種類」と
「量」に注意して

●食事内容で、コレステロール値は変わらない?

日本人のコレステロール値はこの50年ぐらいの間で、大きく変化しています。数値には体質が影響しますが、50年で、日本人の体質がそれほど変わるとは思えません。変わったのは食事と生活習慣です。戦後、日本は飽食の時代になり、コレステロールが多い肉や卵などをはじめ、好きなものを好きなだけ食べられるようになりました。このような**食事内容の変化が、コレステロールや中性脂肪の値に影響を与えています。**

●卵は食べていい? 肉やお酒は制限すべき?

コレステロールでよく登場するのが「卵は食べても

いいのか」という話題です。1日1個の卵を1日2個にしても、コレステロール値に大きく影響することはありません。卵は良質のタンパク質や必須アミノ酸などの栄養素がバランスよく含まれているので、制限するのは間違いです。しかし、1日10個も食べればコレステロールは確実に上がります。だから**「卵はむやみに制限する必要はないが、食べすぎもよくない」**というのが正しいのです。

肉は1日100gぐらい（肉とは別に魚も1日100gぐらい摂取したいものです）、牛乳なら1日200㎖ぐらいが適量でしょう。コレステロール値が高いと指摘された人は、これよりもやや少なめの量を目安にするといいと思います。コレステロール値が高いうえに、血糖値が高めの糖尿病予備群や糖尿病の人はごはん、パン、麺やいも類、甘いものなどの糖質の摂取量にも注意が必要です。

お酒もコレステロールや中性脂肪の値を上げます。昔は、コレステロールや中性脂肪が気になる人には、禁酒がすすめられました。しかし最近、適量のお酒であれば善玉のHDL値が上がることがわかってきたのです。おすすめは赤ワイン。赤ワインのポリフェノールは、悪玉のLDLの酸化を防ぐ作用があります。

コレステロールを下げる生活習慣3

ポイント

規則正しい生活や適度な運動を心がける

●便利すぎる現代生活がコレステロールを上げている

コレステロールや中性脂肪の値を改善するためには、**運動も効果的です。運動を習慣にすれば、体内の脂質代謝がよくなって、脂肪がつきにくい体になります。**「運動を習慣に」といわれたとたん、顔をしかめる人もいるでしょう。「それができないから、苦労するんじゃないか」とぼやく声も聞こえてきそうです。

でも運動といっても、スポーツクラブにせっせと通ったり、毎日ジョギングをしたりする必要はありません。コレステロールや中性脂肪が高めの人に私がおすすめしたいのは、**日常生活の中でちょこちょこと体を**

動かすことです。

通勤では電車やバスを使い、座席が空いていればすぐに座る、駅やオフィスでは階段ではなくエレベーターやエスカレーターを使う、オフィスではパソコンの前に座ったきり……。普段の生活を振り返ってみると、ほとんど体を動かしていない人が多いのではないでしょうか？

その便利さが高コレステロールや生活習慣病を招いているのです。

運動をすると善玉のＨＤＬコレステロールが上がります。またうれしいことに、中性脂肪はグンと下がるのです。具体的にどんな運動がよいかは、第４章でご説明します。

遅寝＆遅起きの生活リズムの乱れ、朝食を食べない、間食をする、睡眠不足なども、コレステロールを上げてしまう一因です。そして、現代人につきもののストレス！　これもコレステロール値に影響します。ストレスとコレステロール値の関係については１３２ページで説明しますが、自分なりのストレス解消法を持ち、日々楽しく過ごすよう心がけたいものですね

《脂質異常症になりやすい生活習慣》

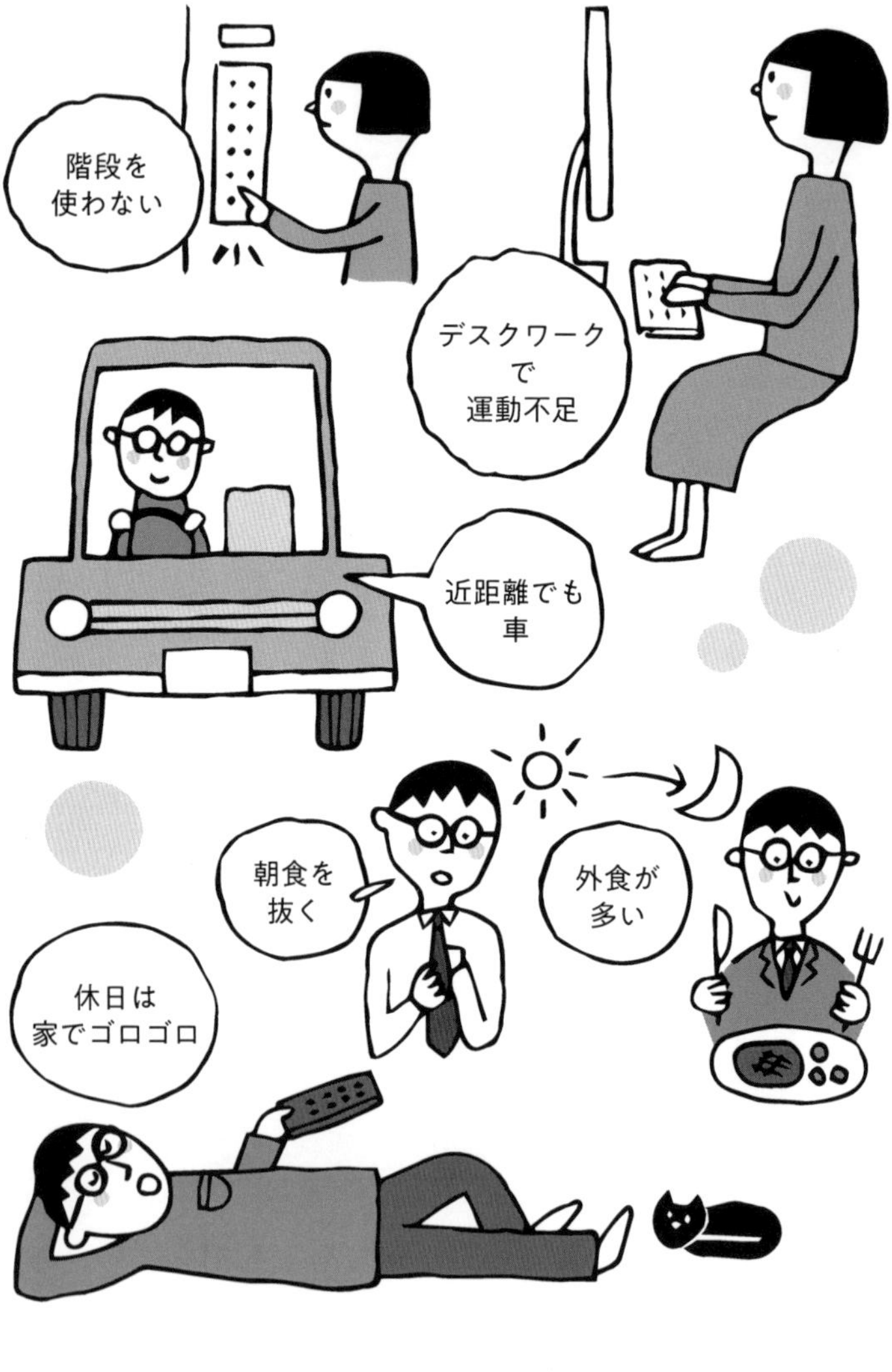

階段を
使わない
デスクワーク
で
運動不足
近距離でも
車
朝食を
抜く
外食が
多い
休日は
家でゴロゴロ

第2章

コレステロール・中性脂肪を下げて動脈硬化を防ぐ食材

鶏肉や羊肉

——羊肉のL-カルニチンは中性脂肪を減らす

どうして？

L-カルニチンは脂肪燃焼を高めて中性脂肪を減らす

●動物性脂肪のとりすぎには注意を

肉は体にとって大切なタンパク質源であり、スタミナのモト。「疲れたときは、肉をモリモリ食べて元気をつける」という人も多いでしょう。しかし動物性脂肪をとりすぎると、コレステロールや中性脂肪が高くなってしまいます。

肉のなかで、コレステロールや中性脂肪を気にせず、安心して食べられるのは鶏肉です。**鶏肉の脂はコレステロール値にほとんど影響しません。ただし、鶏肉の皮はコレステロール値を上げる**ので、気をつけたほうがいいでしょう。

●お酒を飲む人は、羊肉を積極的にとりたい

日本では牛や豚ほど一般的ではありませんが、羊の肉もコレステロールが気になる人にはおすすめです。

肝臓で作られるL－カルニチンという成分は、脂肪燃焼を高める作用があり、中性脂肪を減らしてくれます。不足すると体脂肪がうまく燃やされないので、いくら運動を頑張ってもダイエット効果はゼロに。L－カルニチンは20歳ぐらいをピークに、加齢に伴って生成量はダウンしていきます。また飲酒などで肝臓の働きが衰えることでも、不足しがちになります。

羊の肉には、そのL－カルニチンが含まれています。マトン（成長した羊）のほうがたくさん含まれていますが、ラム（子羊）には、コレステロールや中性脂肪を減らす作用のある不飽和脂肪酸も豊富に含まれていますので、どちらでも好きなほうをどうぞ。

お酒をよく飲む人は羊肉を積極的に食べて、L－カルニチンの補給を心がけるとよいでしょう。

牛肉、豚肉——無理して我慢ではなく、部位を選んで賢く食べよう

どの部位？

牛はもも肉、豚はヒレ肉を選ぼう！

●赤身部分がおすすめ、脂身は取り除いて

もちろん、牛肉や豚肉を食べてもかまいません。牛肉や豚肉も食べる部位に気をつければ、コレステロールや中性脂肪への影響を少なくできます。

牛肉ならばもも肉、豚肉ならばヒレ肉がおすすめです。レバーやバラ肉はコレステロールが多く含まれる部位なので、できるだけ避けましょう。バラ肉やロースが食べたいときは、脂身を取り除けばOKです。

ハムやベーコン、ソーセージ、サラミなどの加工食品は脂肪分だけでなく、塩分も多め。血管の健康にはよくないので、避けたほうが無難です。

《牛肉のコレステロール（100gあたり）》

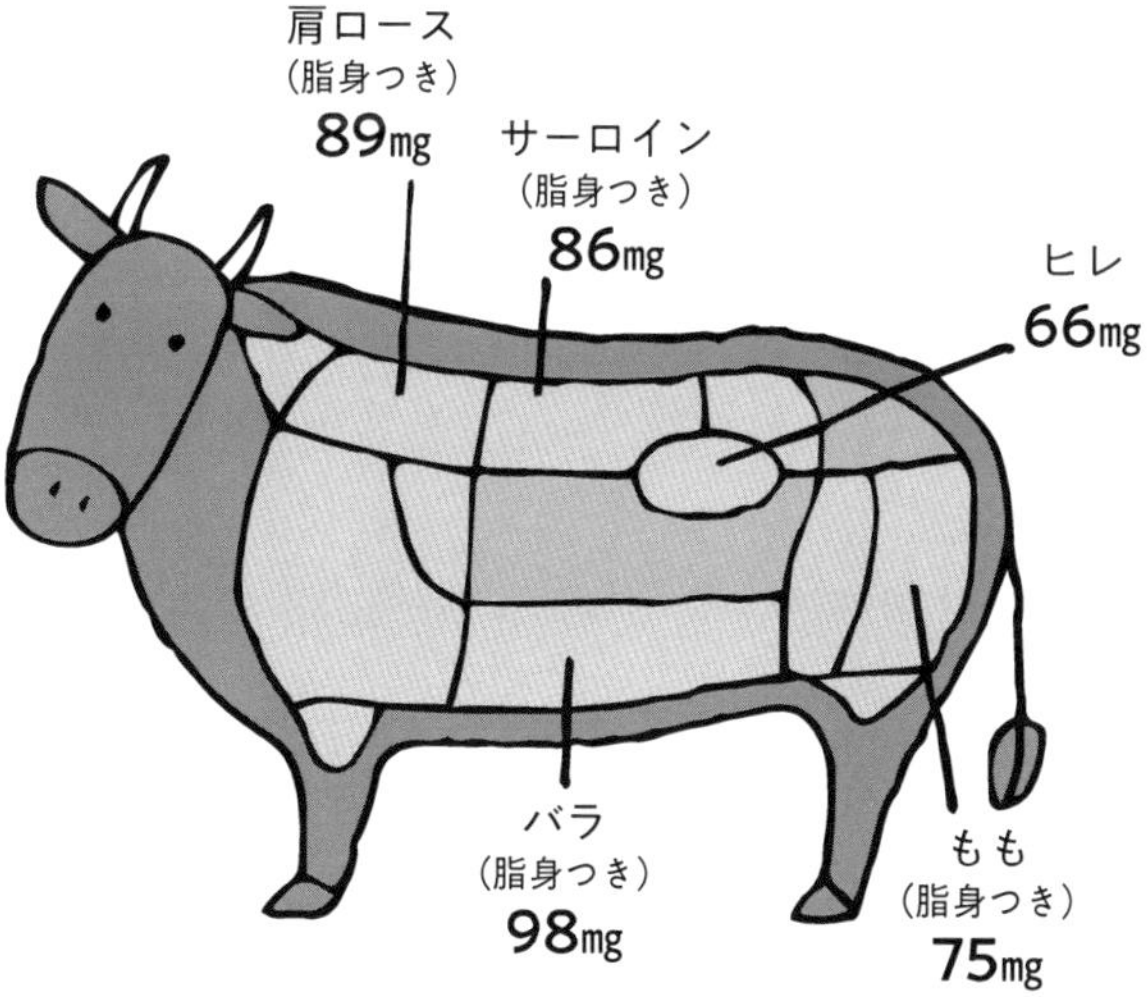

《豚肉のコレステロール（100gあたり）》

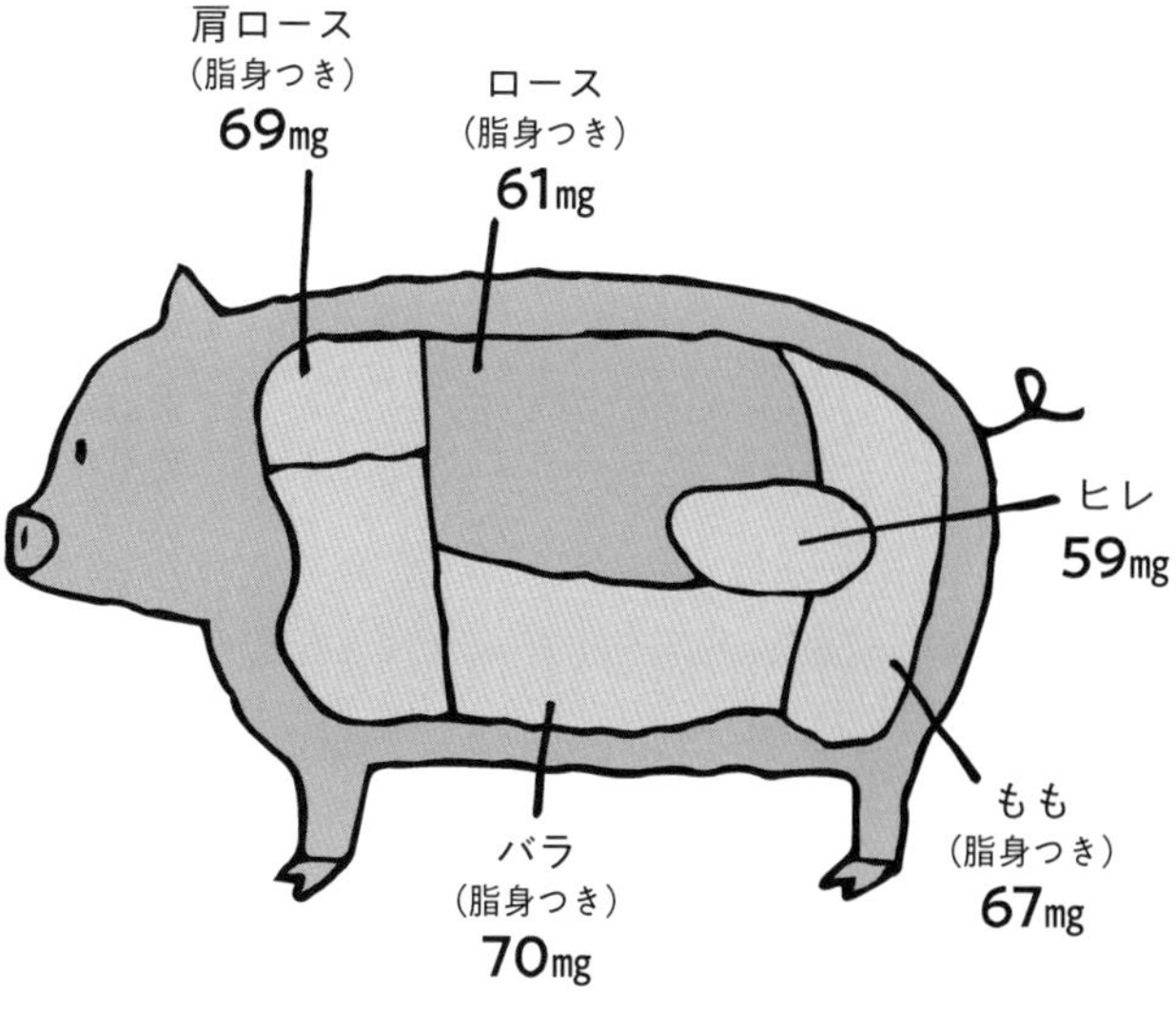

参考資料：日本食品標準成分表2015年版（七訂）

青背の魚——魚の油には血栓を防ぎ、血圧を下げる働きも

どうして？

不飽和脂肪酸EPA、DHAが悪玉LDLを減らす

●EPAやDHAには血圧を下げる作用も

タンパク質は体を作るために必要なもの。代表的なタンパク源が肉、魚、卵です。このうちコレステロールを上げる心配がまったくないのが魚。そしてコレステロールが気になる人は、コレステロールを下げる効果のある**あじ、いわし、さんま、さばなどの青背の魚**を食べましょう。

青背の魚にはEPA（エイコサペンタエン酸）、DHA（ドコサヘキサエン酸）という、体にいい働きをする油・不飽和脂肪酸が含まれていて、どちらも悪玉のLDLコレステロールを減らす、中性脂肪を下げる

働きがあるのです。

ＥＰＡやＤＨＡには血液を固まりにくくして血栓を防ぐ作用、血管の収縮を抑えて血圧を下げる作用もあります。コレステロールそのものを下げる効果、そしてこれらの作用が合わさった相乗効果で心筋梗塞や脳梗塞などを防いでくれます。

有効成分は脂ののった旬の魚にたくさん含まれています。あじやいわし、さんまなどを買うときは旬の時期に、目が澄んでいるものを選びましょう。切り身を買う場合は、汁が出ていなくて、色つやがよいものが新鮮です。

魚の有効成分は加熱で失われることはないので、どんな食べ方をしてもＯＫですが、**油をしっかりとれる刺し身や煮魚、アルミホイルで包んで加熱する蒸し焼きなどがおすすめ。**ＥＰＡやＤＨＡは頭の部分にも豊富なので、小あじや目刺しなどはまるごと食べるのもいいですね。干物にした魚は不飽和脂肪酸が酸化している可能性があります。酸化した不飽和脂肪酸は酸化した悪玉コレステロールを作りますし、塩振りをしている魚は塩分のとりすぎも心配。できれば干物は避けたほうがいいでしょう。

鮭 ― コレステロールを下げ、動脈硬化対策に

どうして？

オレンジの色素成分アスタキサンチンに強い抗酸化作用が

●金目鯛やきんき、えび、かには皮、殻ごと食べよう

コレステロールを下げるのに効果があるのは、青背の魚だけではありません。鮭など、身が濃いオレンジ色の魚もぜひ食べてください。

オレンジ色の色素はアスタキサンチンという成分で、強い抗酸化作用を持っています。動脈硬化だけでなく、がんなどの病気や老化の多くは体の酸化が大きく影響していますが、アスタキサンチンはそれを抑制するのです。

アスタキサンチンの抗酸化力はビタミンC、ビタミンEなどの何倍も強く、さらに細胞の奥にまで入り込

むことができます。そのため最近ではサプリメントや化粧品にもよく用いられている注目の成分です。

アスタキサンチンには眼精疲労の軽減や予防効果もありますから、パソコンやスマホで、日常的に目を酷使する現代人にとってもおすすめ。そのほか、アスタキサンチンには脳の老化予防、疲労回復、自律神経のバランスを整えるなどの働きもありますので、ぜひ献立に加えてください。

アスタキサンチンが最も多いのは紅鮭ですが、金目鯛やきんき、えび、かに、イクラ、すじこなどにも含まれています。金目鯛やきんき、えび、かになどは、皮や殻にアスタキサンチンが多く含まれているので、できるだけ皮や殻ごと調理して、いっしょに食べるといいでしょう。

またアスタキサンチンは脂溶性なので、油といっしょにとるのがおすすめです。アスタキサンチンが豊富なえびやかにを、コレステロールを下げる作用のある不飽和脂肪酸のオリーブオイル（98ページ参照）で炒めるなどの地中海風メニューにしてもいいですね。

たこ、いか、かに——

たこ、いか、かにはコレステロールを下げる

どうして？

コレステロールの代謝をタウリンという成分が促す

●アミノ酸の一種・タウリンがたっぷり含まれる

魚介類つながりで、もう1つコレステロールにいい成分をご紹介しましょう。それはたこやいかに多く含まれるタウリンという成分です。「たこやいか、かに、貝類はコレステロールが多い食品だから、できるだけ食べないほうがいい」。そんなふうに思っている人が多いのですが、これは大きな誤解！

こんな誤解が生まれたのは、昔行われていたコレステロール値の測定法が正しくなかったから。そしてきちんと測定し直すと、**たこやいか、かに、貝類はコレステロール値を下げる成分がたっぷり含まれているこ**

《おもな魚介類のタウリン含有量（100g中、単位はmg）》

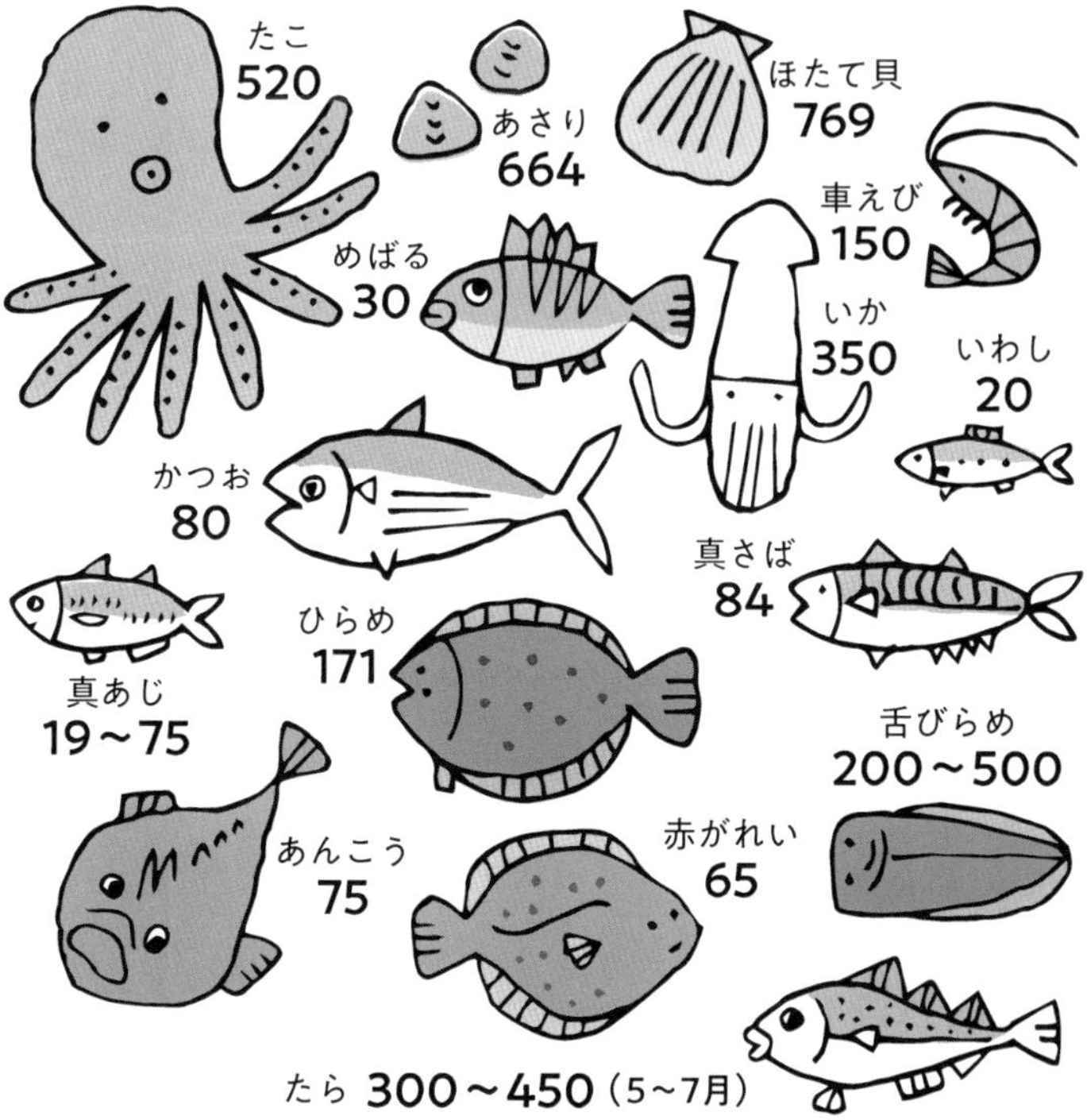

参考資料：『コレステロールを下げる100のコツ』主婦の友社

とがわかったのです。

その成分の1つは、52ページの青背の魚の項でお話ししたEPAという不飽和脂肪酸です。そしてもう1つが、アミノ酸の一種であるタウリンです。

タウリンは肝臓に作用し、コレステロールを材料にして胆汁酸が作られるときにサポートしています。その作用によってコレステロールの代謝を促すのです。

わかめ、こんぶ――

腸内を掃除して、コレステロールの排出を助ける

どうして？

水溶性食物繊維が腸内を掃除して体外へ排泄

●海藻類は低カロリーで、ダイエットにもおすすめ

コレステロール対策のカギになるのが、食物繊維です。肉や魚などのタンパク質、米やパンなどの糖質（炭水化物）などは、胃や腸などから分泌される消化酵素で分解されて、体に吸収されます。食物繊維は消化酵素で消化されにくい成分で、そのまま便になって体外へ排泄されるのですが、このときに余分なコレステロールの排出も助けるのです。

食物繊維には水溶性と不溶性の2種類がありますが、とくに高コレステロールに効くのは水溶性食物繊維です。水溶性食物繊維は水に溶けてゲル状になり、

腸の中にあるいらないものや有害物質をからめとり、便といっしょに体の外に出す、つまり腸内を掃除する効果があります。

また食物繊維が腸内を掃除するとき、胆汁酸が大量に排出されます。胆汁酸はコレステロールを原料にして作られます。ですから、「胆汁酸が大量に排出される⬇排出した分の胆汁酸を作ろうとする⬇コレステロールをたくさん使う」ということで、その結果、コレステロールが減るのです。

水溶性食物繊維を含む食品はいろいろありますが、低カロリーの海藻類がおすすめです。わかめやこんぶなど海藻類のヌルヌルとした成分は、アルギン酸という食物繊維で、コレステロールを減らしてくれるだけでなく、ナトリウムを体外に出して血圧を下げる効果もあります。

アルギン酸は水に溶ける性質があるので、乾燥したものを水でもどすときや水洗いするときはサッと短時間で。みそ汁や煮物に入れたり、汁ごと食べられるような調理法がおすすめです。

かんてん

食物繊維が豊富でローカロリー、高血糖対策としてもおすすめ

どうして？

食物繊維がゆっくり移動するとブドウ糖の吸収もゆるやかに

●食前に食べると、ダイエット効果がさらにアップ

58ページで海藻類がコレステロールを下げるのに有効だとお話ししましたが、かんてんは海藻から作られます。ですから、同じようにコレステロールを下げる効果があります。効きめのポイントとなるのは、やはり食物繊維の作用です。

かんてんの栄養成分のほとんどが食物繊維、その含有率は食材の中でトップクラスです。しかもかんてんの食物繊維は水溶性なので、水に溶けて、ドロドロになり胃と腸をゆっくりと移動していきます。このゆっくりと移動している間に、余分な脂や不要物をからめ

とるのです。

　食物繊維が胃や腸を移動しているとき、同時に胆汁酸も大量に排出されます。胆汁酸はコレステロールを原料に作られるので、この作用でもコレステロールが減少します。

　食物繊維が胃腸をゆっくり移動すると、ブドウ糖の吸収もゆるやかになります。その結果、血糖値が上がりにくくなるという効用も得られます。

　かんてんはローカロリーでダイエット向きの食材。いくら食べても太らないので、体重や中性脂肪が気になる人は積極的にとりましょう。また食前や食事中に食べると、かんてんが胃腸の中でふくらむので食べる量も自然に減らせます。

　かんてんの手軽&おすすめの食べ方は、ところてんです。かんてんと酢（酢の効果については78ページ参照）のダブル効果で、コレステロールをしっかり下げてくれるでしょう。りんご（84ページ参照）などコレステロールにいい果物を入れたゼリーとして食べるのもおすすめです。ゼリーを作って食べるときは、砂糖をなるべく減らし、果物のおいしさを楽しむようにするといいですよ。

玉ねぎ ―― 動脈硬化を防いで、免疫力アップ、ダイエット効果も！

どうして？

イソアリインやケルセチンという成分を含むため

●タンパク質といっしょにとると、効果がアップ

「玉ねぎは血液をサラサラにする作用がある」。テレビの健康番組などで、そんな玉ねぎの効用を耳にしたことがある人も多いでしょう。血液をサラサラにする効果を発揮するのは、玉ねぎに含まれているイソアリインという硫黄《いおう》化合物です。

硫黄化合物には強い抗酸化作用があり、血液をサラサラにするほか、コレステロールの代謝を促進する、中性脂肪を分解・燃焼する、動脈硬化を予防する、免疫力アップ、血管を健康にするなどのうれしい働きがあります。

玉ねぎには、ポリフェノールの一種であるケルセチンという栄養成分も含まれています。ポリフェノールというのは、植物が外敵から身を守るための成分で、植物によっていろいろな種類があります。このポリフェノールをとると、血液の酸化が抑えられ、さらに糖代謝異常の改善効果もあります。

ですからコレステロールやおなかまわりが気になる人は、積極的に玉ねぎを食べるといいですね。ただし食べ方には注意です！

玉ねぎに含まれる硫黄化合物は熱に弱いので、できれば生食をおすすめします。スライスしてサラダやマリネにするとよいでしょう。独特の辛みを抜こうと長時間水にさらすと、有効成分が水に溶け出してしまいます。ただし、生で多量に食べると胃の粘膜を傷つけたり、下痢をしたりすることもあるので、食べすぎには気をつけましょう。

ケルセチンは熱に強いので、炒める、煮る、蒸すなどの加熱調理をしても失われることはありません。**玉ねぎは魚や肉などのタンパク質といっしょにとると、中性脂肪を落とす効果がよりアップ**します。

かぼちゃ

──かぼちゃに多く含まれるβカロテンが動脈硬化を予防

どうして？

βカロテンの強い抗酸化作用で血液をサラサラに

●ビタミンB群にはコレステロール値改善作用が

コレステロールや中性脂肪が高くなってしまう人の食事は、圧倒的に野菜が不足しています。ですから、できるだけ野菜中心の食事を心がけてほしいのですが、とくに積極的に食べてほしいのが**βカロテンを含む野菜**です。

βカロテンには強い抗酸化作用があるので、ドロドロの血液をサラサラにして、動脈硬化を防いでくれます。さらに免疫力を高めたり、体内でビタミンAに変わって髪や目（視力）、粘膜や皮膚の健康維持にも役立ったりと体にうれしい効果が期待できます。

●βカロテンをたっぷりと含む野菜といえば、かぼちゃです

かぼちゃにはビタミンB群や食物繊維も豊富。ビタミンB群は脂質や糖質の代謝をよくして、コレステロール値を改善してくれる働きがあります。食物繊維は余分なコレステロールの吸着・排出を促してくれますし、便秘の予防や改善にも最適です。かぼちゃには塩分（ナトリウム）の排出を助けるカリウムが含まれているので、血圧が気になる人にもよいでしょう。

かぼちゃのβカロテンは皮の周辺にたくさん含まれています。ですからコレステロールを下げたいなら、皮ごと煮たり、ソテーしたりして食べるのがおすすめです。

そのほか、にんじん、モロヘイヤ、パセリ、春菊、小松菜などにもβカロテンは含まれています。にんじんの場合、約1／5本で1日に必要なβカロテンをとることができます。ただし糖尿病の人や血糖値が高めの糖尿病予備群の人は注意を！　かぼちゃやにんじんをとりすぎると血糖値が上がってしまいます。血糖値が気になる人はモロヘイヤ、パセリ、春菊、小松菜などを食べましょう。

しいたけ——週に5回以上食べて、コレステロールが下がった！

どうして？

しいたけのエリタデニンという成分が大活躍！

●コレステロールや中性脂肪を下げる成分が充実

きのこ類のなかでもとくにおすすめしたいのが、しいたけです。しいたけにはエリタデニン、ナイアシン、食物繊維と、コレステロールに働きかけるすばらしい成分が3つも含まれているのです。

エリタデニンには悪玉のＬＤＬコレステロールを減らす働きがあります。さらにエリタデニンには血圧を下げる、中性脂肪やコレステロールを体外に排出する効果も！

エリタデニンというのはしいたけ固有の成分で、とくにかさの部分にたっぷりと含まれています。

ナイアシンには、肝臓で中性脂肪が作られるのをじゃましたり、悪玉コレステロールを減らしたりする働きがあります。さらにナイアシンは、血液中で血栓を作りやすく、動脈硬化を進行させる新種の「悪玉リポタンパク」を低下させる、うれしい作用も持っています。

しいたけに含まれる食物繊維は、小腸でコレステロールが吸収されるのを抑えてくれます。また、体は胆汁酸を作るときにコレステロールを使いますが、食物繊維は胆汁の主成分を吸着して体内の余ったコレステロールの排出を促してくれるのです。

食物繊維のおかげで腸の働きがよくなると、便の量が増えます。便は古いコレステロールを排出する大事な役割を担っています。週に5日以上食べ続けていたら、コレステロールが減ったという話もあります。ぜひ、コレステロール対策にきのこ類を使ってもらいたいものです。

ちなみに、しいたけを調理前に1時間くらい天日に干しておくと、骨を丈夫にし、免疫力を高めるビタミンDが増加します。

まいたけ

まいたけを食べると免疫力が上がる！

どうして？

まいたけには高い抗酸化成分が含まれている

●まいたけにもナイアシンや食物繊維がたっぷり

カロリーが低く、食物繊維が豊富なきのこ類はダイエット向きですが、高コレステロールで困っている人にとっても、うれしいお助け食材です。前ページでご紹介したしいたけだけでなく、まいたけにも、コレステロール対策になる成分が含まれているので、ぜひ積極的にとるように心がけましょう。

まいたけにはX－フラクション、D－フラクションという成分が含まれています。これらの成分は高い抗酸化力を持っていて、免疫力を高めることで知られていますが、コレステロールや中性脂肪を減らす働きも

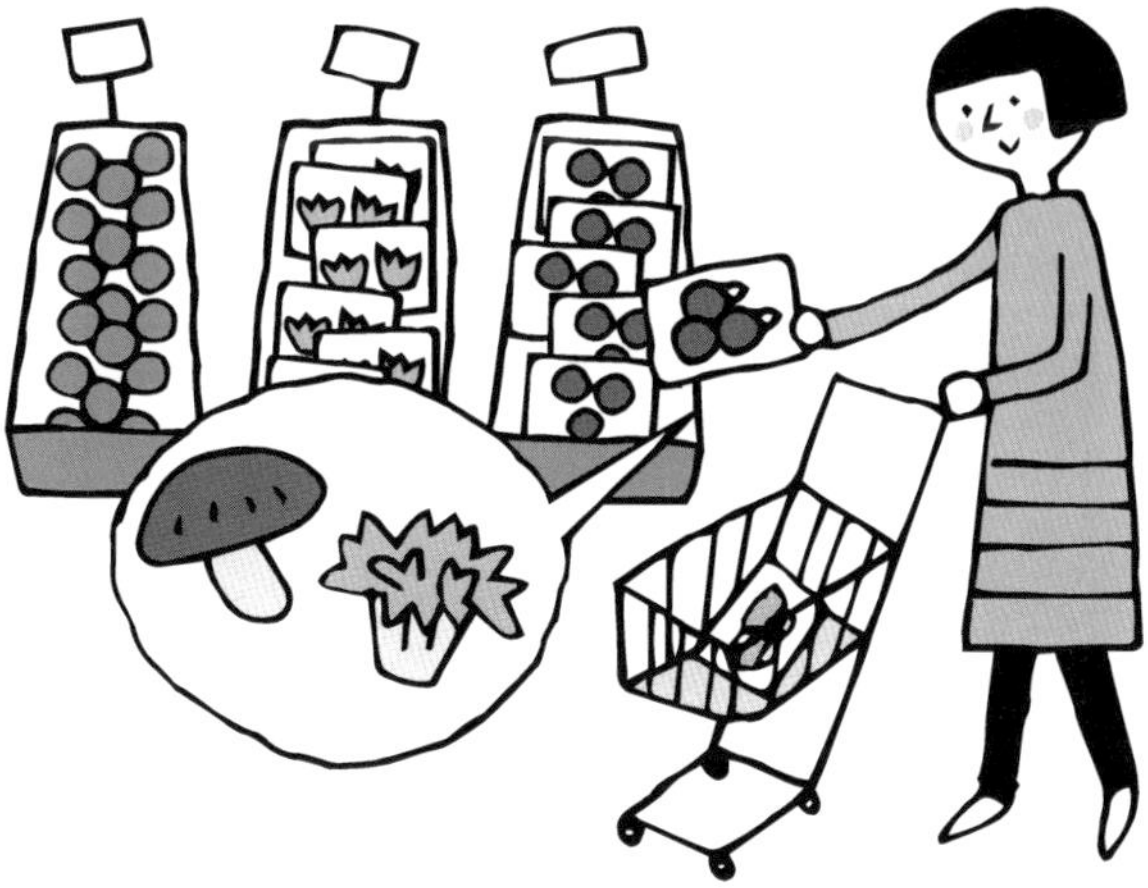

あるのです。

さらに、まいたけにも中性脂肪や悪玉のＬＤＬコレステロールにいいナイアシン、腸を元気にしてコレステロールの排出を助ける食物繊維がたっぷりと含まれています。

しいたけやまいたけに含まれている有効成分は、水に溶けやすい性質があります。ですから調理前に水で洗うときは、さっと短時間で切り上げること。念入りに洗うと、大切な成分が流れ落ちてしまいます。そして調理もササッと手早くするのがポイント。じっくり加熱すると壊れてしまう有効成分もあります。ですから、さっとあぶったり、軽く炒めたり、みそ汁に入れたり、だしをとってそのまま煮物にするなどという食べ方がおすすめです。

大豆・大豆製品

悪玉LDLコレステロールを減らし、善玉HDLコレステロールを増やす

どうして？

大豆には悪玉LDLを減らす有効成分がぎっしり

●多くのコレステロールや中性脂肪を減らす成分が！

大豆にはコレステロールや中性脂肪を減らす作用のある、次のような有効成分が含まれています。

★大豆タンパク質…悪玉のLDLを減らす効果があります。また、基礎代謝（運動などをせずにじっとしていても、生命を維持するために消費するエネルギー）を高め、脂肪を燃えやすくしてくれます。

★イソフラボン…女性ホルモンと似た作用を持ち、悪玉LDLを減らし、善玉HDLを増やす働きが。

★レシチン…善玉HDLを増やして、悪玉LDLを減らし、総コレステロールや中性脂肪も減少させます。

★サポニン…コレステロールや中性脂肪を減らし悪玉ＬＤＬの酸化を防ぎます。
★カンペステロール（植物性ステロールの一種）…余分なコレステロールの吸収を妨げます。
★不飽和脂肪酸…コレステロールの上昇を防ぎます。
★食物繊維…コレステロールの排出を促します。
★オリゴ糖…腸の調子を整え、コレステロールの排出をサポートします。

あんなに小さな豆の中に、これほどの栄養価があるとは驚きですね。大豆はとても身近な食品で、大豆の加工製品でもほぼ同様の栄養をとることができます。たとえば枝豆や黒豆も大豆の仲間。豆腐や油揚げ、がんもどき、高野豆腐、納豆、きな粉、豆乳、湯葉、みそなどはすべて大豆製品です。コレステロールを下げたいと思ったら、こうした大豆製品を毎日食べるとよいでしょう。

高野豆腐はヘルシー食材として、注目を浴びています。高野豆腐は豆腐から水分を抜いて乾燥させたものですが、実は生の豆腐よりもミネラル分がたっぷり。消化吸収もよく、納豆などほかの大豆製品よりアミノ酸が豊富に含まれています。

納豆――高すぎるコレステロールに対して非常にいい働きをする

どうして?

大豆タンパクやサポニンなどに下げる働きがある

●腸内で胆汁酸と結びつき、消費を促す

納豆が体にいい食品であることは、みなさんもご存じだと思いますが、高すぎるコレステロールに対しても非常にいい働きをします。

納豆に含まれる大豆タンパクは、胆汁酸と結合しやすい性質を持っています。そのため、納豆などの大豆製品を食べて腸内に大豆タンパクが入ってくると、胆汁酸と結合します。結果、胆汁酸が不足するので、肝臓は胆汁酸を作ろうとして、血液中のコレステロールをどんどん使っていきます。こうしてコレステロールが下がるのです。

また大豆に含まれるサポニンにもコレステロール値を下げ、悪玉のＬＤＬコレステロールの酸化を防ぐ作用があります。

国立循環器病研究センターの北風政史先生の研究によると、健康診断で糖尿病や血圧、血中脂肪のうち１つ以上の要指導を受けた高齢者52人に、４週間、毎朝納豆１パックを食べてもらったら、コレステロールが高かった人は正常値近くまで数値が下がったそうです。しかも、もともとコレステロール値が正常だった人の数値は変化していません。この研究からも、**納豆は余分なコレステロールだけ減らして、正常値に整える作用がある**ことがわかるでしょう。

また**納豆のネバネバ成分・ナットウキナーゼには、血栓を短時間で溶かす力も備わっている**ので、脳梗塞などの予防にもぴったり。

納豆をそのまま食べても効果がありますが、パワーアップするのも簡単です。にんにくのすりおろしを入れて〝にんにく納豆〟にしたり、海藻を加えた〝わかめ納豆〟や〝こんぶ納豆〟にして食べれば、さらにコレステロールを下げる効果も高まるでしょう。

大麦、もち麦

大麦はコレステロールを減らし、腸内環境を整える

どうして？

大麦には食物繊維が水溶性と不溶性両方含まれている！

●食べなれていない人には、もち麦がおすすめ

世界中でいちばん多く作られている穀物が大麦です。その栽培の歴史をたどると、約9000年前にさかのぼることができるそうなので、もしかしたらいちばん古い農作物といえるのかもしれません。

そんな麦の栄養価が、近年大きく見直されています。**大麦には食物繊維が非常に豊富に含まれていて、コレステロールの改善効果がある**のです。

食物繊維には水溶性と不溶性の2種類がありますが、大麦にはこの両方がしっかりと含まれています。高コレステロールに直接効くのは水溶性食物繊維です

が、不溶性食物繊維も便の量を増やして便通をよくする働きがあるので、余分なコレステロールの排出に役立ちます。

また、**大麦に含まれている食物繊維の中にはβーグルカンという成分があり、これも腸内環境を改善したり、コレステロールを減らしたりする作用があります。**さらにβーグルカンには、いっしょに食べたものの消化吸収をゆっくりさせる働きがあるので、食後の血糖値の上昇を抑えたい糖尿病やその予備群の人たちにもおすすめです。

その他、大麦にはカルシウムやカリウムなどのミネラル類も豊富。骨の健康にとって大事なカルシウムは日本人に不足しがちな栄養素ですが、大麦には精白米の約3倍ものカルシウムが含まれています。

最近、人気の高いもち麦も大麦の一種です。もち麦は普通の大麦よりも粘りけがあり、もちもちとした食感で、麦を食べなれていない人でもおいしく食べられるでしょう。白米に混ぜて炊いてもOKですが、二日酔いの日などは麦がゆにすると、おなかにやさしくヘルシーです。

にんにく
―代謝を促すだけでなく、コレステロールの合成を抑える効果も

どうして?

S-アリルシステイン、アホエンなどの有効成分が含まれる

●食べすぎると、血圧が上がるので量に注意

疲労回復や滋養強壮など、昔から「精がつく」食べ物として重宝されてきたにんにく。にんにくには**強い抗酸化作用を持ち、コレステロールの代謝を促進、中性脂肪を分解・燃焼、動脈硬化を予防するなどの作用を持つ硫黄化合物が含まれています。にんにくに含まれる硫黄化合物は、アリイン**といいます。

にんにくの疲労回復効果も、このアリインによるもので、血液をサラサラにし、抗菌・抗カビ作用などもあります。さらにビタミンB_1の働きを助けるので、エネルギー代謝にもいい効果があります。

にんにくを刻んだり、すりおろしたりするとアリインはアリシンという物質に変わりますが、コレステロールを下げる効果は変わりません。

また、にんにくに含まれているS－アリルシステイン、アホエンには、コレステロールの合成を抑制する効果があるといわれています。

一般的に、にんにくとして売られているのは球根の部分で、にんにくの芽として売られているのは茎の部分です。にんにくの芽にも硫黄化合物が含まれているので、コレステロールを下げる効果があります。

にんにくはどんな食材とも相性がよく、炒めたり、揚げたりするとおいしくてパクパクと食べてしまいがち。でも食べすぎると下痢や便秘、血圧の上昇などを引き起こす心配があります。1日の摂取量の目安は、生のにんにくで1片、加熱調理したもので2～3片ぐらいです。おいしいからといって、とりすぎないように注意しましょう。

にんにく、玉ねぎのほか、長ねぎ、にら、キャベツ、ブロッコリーなどにも、コレステロールを下げるのにいい硫黄化合物が含まれています。

酢

1日大さじ1杯（15㎖）の酢を飲もう！

どうして？

中性脂肪のほか内臓や皮下脂肪の量が減る！

●忙しい人でも「飲むタイプの酢」なら手軽

「ダイエットにいい」「血圧を下げる」「血糖値を下げる」「血液をサラサラに」など、酢にはさまざまな健康効果がありますが、中性脂肪にも効きます。

次ページのグラフはミツカングループ中央研究所が行った実験の結果です。中性脂肪が高めの男女を3つのグループに分けて、りんご酢が15㎖入った飲料、りんご酢が30㎖入った飲料、疑似飲料をそれぞれ飲ませ、中性脂肪の値がどう変化するかを比較。すると**りんご酢を飲んだ人たちが、有意に中性脂肪の数値が下がっていた**のです。また内臓脂肪や皮下脂肪の量も、

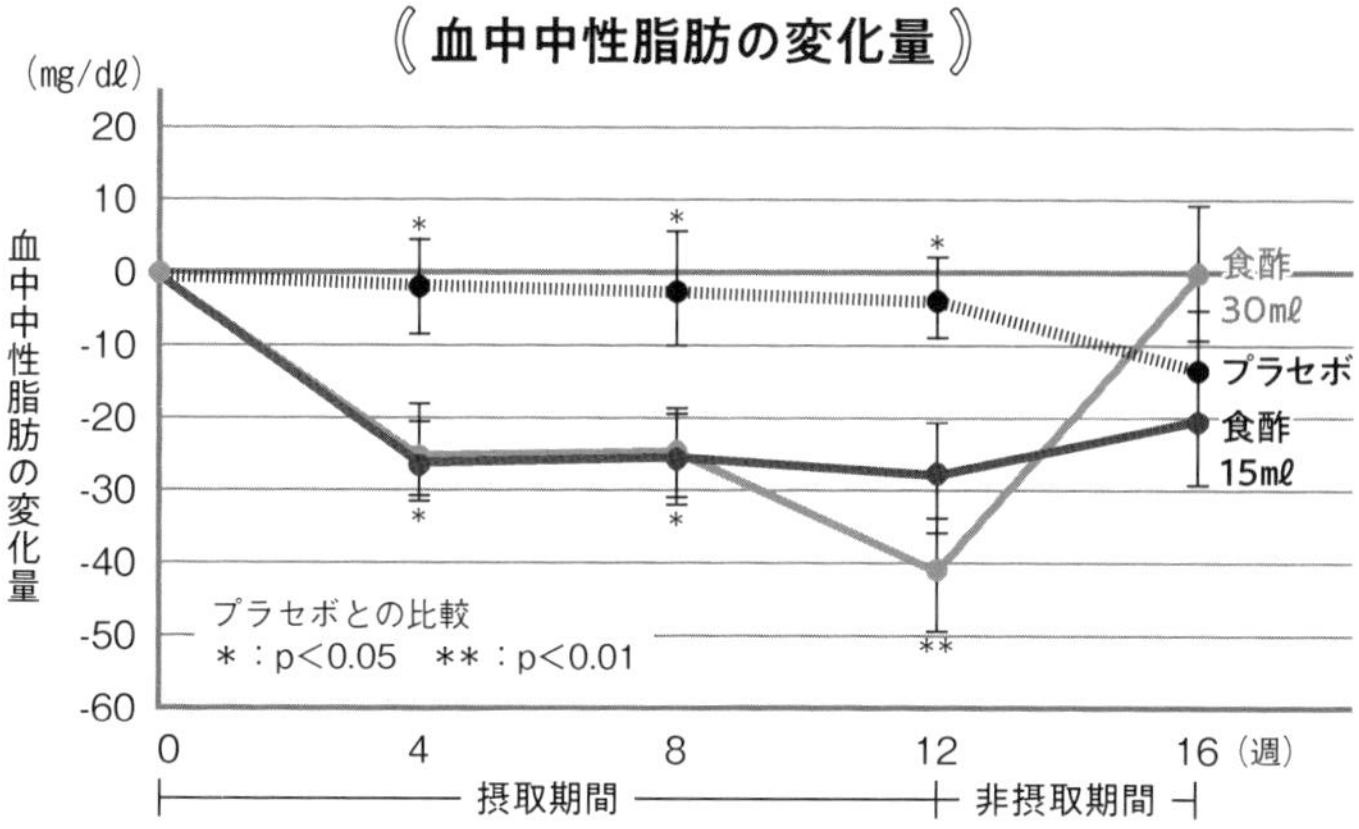

「Vinegar intake reduces body weight, body fat mass, and serum triglyceride levels in obese Japanese subjects」
(Bioscience, Biotechnology, and Biochemistry73(8)：1837-1843　2009)

りんご酢を飲んでいた人たちのほうが減っていました。

最近は、飲むタイプの酢がいろいろ出ています。調理の手間もないので、誰でも続けやすいですね。

●酢と健康食材を組み合わせたお手軽レシピ

酢玉ねぎ…そのまま食べたり、サラダに加えても。

①玉ねぎ（中1個・約200g）を軽く水洗いして、皮をむき、薄くスライスし、15分おく。

②保存容器に❶と大さじ5の酢、大さじ1～2（好みで加減）のはちみつを入れ、冷蔵庫に入れて一晩おく。

玉ねぎドレッシング

①玉ねぎ（中1個・約200g）を軽く水洗いして、皮をむき、みじん切りにする。

②❶を保存容器に入れ、黒酢500mℓを注ぎ入れ、冷蔵庫に入れて一晩おく。※1週間程度で使いきって。

果物や野菜のビタミン

ビタミンC、A、Eは血管の老化を防ぐ

どうして？

老化や病気予防には抗酸化物質のビタミンC、A、E

●体の酸化を防ぐことが、老化や病気の予防になる

この項ではビタミンとコレステロールの関係について、説明しましょう。

三大栄養素のタンパク質、糖質（炭水化物）、脂質は体を作ったり、活動のエネルギー源になったりします。ビタミンはほかの栄養素がうまく働くための潤滑油のような働きをしますが、コレステロール値の改善にも役立ちます。

高すぎるコレステロールを下げるために有効なのは、かぼちゃの項で説明したようにビタミンB群ですが、ビタミンCの抗酸化パワーも見のがせません。

私たちは酸素を吸って生きていますが、酸素は体内で栄養素と結びつき、エネルギーを作り出します。しかし呼吸で体内に入った酸素のすべてが使われるわけではなく、使われなかった酸素は細胞をサビつかせてしまいます。これが〝酸化〟という状態です。

体の中が酸化していくと、老化が早く進んでしまったり、生活習慣病を招いたりします。ですから健康な体を維持するため、体の酸化を防ぐことがとても重要になるのです。

体をサビつかせないようにすることを抗酸化、サビつかせないように働くものを抗酸化物質といいます。

ビタミンCは抗酸化物質で、血管や細胞の若々しさを保って、動脈硬化や生活習慣病を防いでくれます。

●ビタミンCは胆汁酸の合成を促して、コレステロールを下げる

さらにビタミンCは、脂肪を消化するために必要な胆汁酸の合成を盛んにする作用もあります。胆汁酸を作るときにコレステロールが使われるため、胆汁酸の

合成が盛んであればあるほど、コレステロールの値は下がっていくでしょう。ビタミンCはコラーゲンを作るのにも必要。健康な肌を保つためにはビタミンCを十分にとりましょう。

ビタミンは体内ではほとんど作ることができないため、食事で外から補給しないと不足してしまいます。また食事でとったビタミンは体内に長くとどまらないので食いだめはできず、毎日せっせと補給する必要があります。

ビタミンCを多く含むのは**キウイ**、**柿**、**いちご**、**かんきつ類**など。とくに黄色の果肉のキウイのビタミンC含有量はダントツで、緑色の果肉のキウイの倍以上含んでいます。

ただし、果物からビタミンCをとる場合は、カロリーが気になるので、朝食でとるとよいでしょう。

ビタミンCは**パプリカ**、**菜の花などの野菜**、**じゃがいもやさつまいも**にも含まれていますが、ビタミンCは水に溶けやすく、熱に弱いという性質があります。これらの野菜をとるときは、水でさっと洗って、サラダや酢漬けにするなど、で

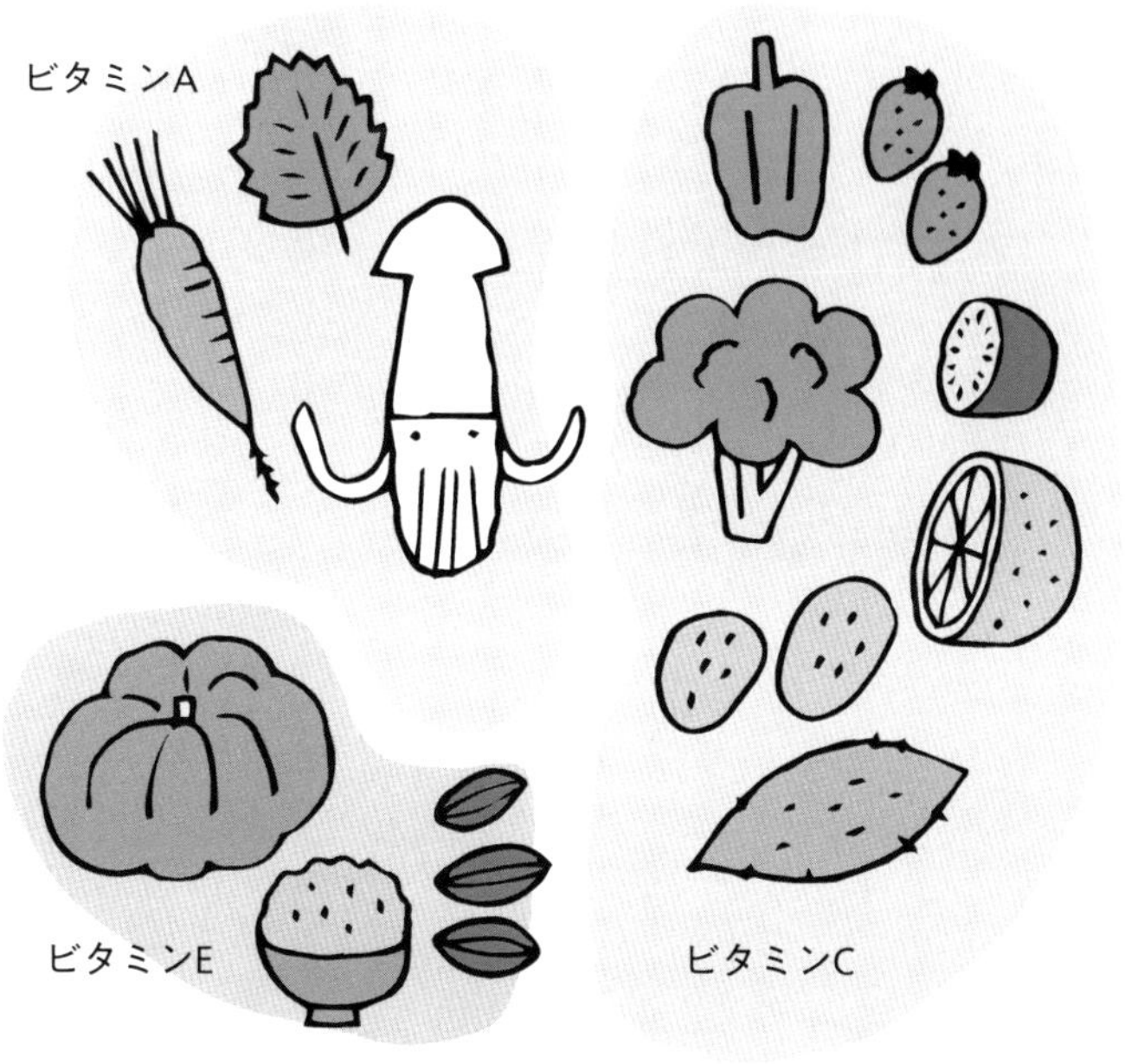

きるだけ生で食べるとよいでしょう。調理する場合は、汁ごと食べられるみそ汁やスープ、炒め煮などにすると栄養素を効率よくとれます。

ビタミンAやビタミンEにも抗酸化作用があるので、老化や病気の予防につながります。ビタミンAを多く含む食品は**豚、牛、鶏のレバー**や**うなぎ**、**いか**、**しそ**、**モロヘイヤ**、**にんじん**など。ビタミンEを多く含む食品は**アーモンド**、**ヘーゼルナッツ**、**玄米**、**うなぎ**、**オリーブ**、**かぼちゃ**などです。

りんご――悪玉LDLと善玉HDLのバランスを整える

どうして？

100種以上のポリフェノールと食物繊維を含む！

●切ったらすぐ食べてポリフェノールをムダなく摂取

「1日1個のりんごで、医者いらず」、イギリスにはそんなことわざがあるそうです。また「風邪をひくと母親がりんごのすりおろしを作ってくれた」、子ども時代にそんな体験をしたことがある人も多いのではないでしょうか？

りんごにはペクチンという水溶性食物繊維が含まれています。そのため、風邪などで弱った胃腸を整えるのに、りんごは最適なのです。そして**ペクチンは、腸内のコレステロールや脂肪を吸着して、体の外に出す働きも持っています。**

りんごのコレステロール値改善作用を説明するため、国立研究開発法人農業・食品産業技術総合研究機構果実研究所の田中敬一先生が行った実験を紹介しましょう。実験に協力したのは、平均年齢47歳の男女14人。その人たちにりんごに含まれるりんごペクチンを顆粒にしたものを毎日摂取してもらったところ、３週間後には「14人中13人の総コレステロールと悪玉のＬＤＬコレステロールが減り、善玉のＨＤＬコレステロールが増えていた」というのです。

アメリカのオハイオ大学では同様の実験を、りんごをまるごと食べてもらって行いました。するとやはり悪玉のＬＤＬコレステロールが減るという結果が出たそうです。

りんごには１００種以上のポリフェノールが含まれています。その強い抗酸化力がコレステロールのバランスを整え、動脈硬化のリスクを下げてくれたのでしょう。りんごを切ったまま置いておくと茶色く変色するのは、ポリフェノール成分が空気と結合（酸化）するため。切ってすぐに食べないときは、塩水に浸すとポリフェノールの減少が防げます。

バナナ──動脈硬化や中性脂肪が肝臓にたまるのを防ぐ

どうして？

バナナに含まれるビタミンB6が動脈硬化などを抑制

●バナナには食物繊維やポリフェノールも！

「今日は忙しくて、お昼ごはんを食べる時間がない」、「残業で小腹がすいた」、そんなときはバナナを1本どうぞ。

「バナナはカロリーが高いから、食べたら太る」と思われがちですが、バナナ1本（中ぐらいのもの1本分、可食部100gとした場合）のカロリーは、ごはん1／2杯、6枚切りの食パン1／2枚と同じくらいです。満腹感が得られるわりに、意外に低カロリーだと思いませんか？

しかもバナナは、ごはんやパンよりも栄養が豊富。

バナナ1本には生しいたけ2個分のタンパク質、りんご3個分のカリウム、キウイ3個分のマグネシウム、ほうれんそう1／3束分のビタミンB_1、にんじん1／2本分のビタミンB_2、納豆3パック分のビタミンB_6、レタス1／4個分の食物繊維、板チョコレート1枚分のポリフェノールが含まれているのです。

食物繊維がコレステロールを下げるのに重要であることは、これまでにもお話ししましたが、バナナの栄養成分の中で注目してほしいのが、納豆3パック分も含まれているビタミンB_6です。

ビタミンB_6は美肌ビタミンとして知られていますが、動脈硬化を抑制し、中性脂肪が肝臓にたまるのを防ぐ作用もあるのです。逆にビタミンB_6が不足するとタンパク質や脂質、糖質の代謝がスムーズに行われなくなるので肌トラブルや貧血、手足の痛みなどさまざまな不調を招きます。

ビタミンB_6が豊富に含まれているそのほかの食材は、にんにく、まぐろ、牛肉、かつおなどです。

ヨーグルト

腸内環境を整えるためには毎日食べたほうがいい

どうして？

腸の乳酸菌は数日で排泄される

●乳酸菌が腸内のコレステロールを吸着し排泄

人間の体を守る免疫システムの7割が腸に集中していることから、近年は「腸は第二の脳」「腸内細菌のバランスをとれば、あらゆる病気が防げる」など、腸が注目を浴びています。

腸内には善玉菌と悪玉菌が存在しており、ビフィズス菌や乳酸菌などの善玉菌が優勢であれば、腸内環境は健康でよい状態といえます。

そして**乳酸菌の多い整った腸内環境は、体内の新陳代謝を円滑にしてくれるので、メタボの改善に効果があったとの報告もあります。また便秘を解消して、酸**

化されたコレステロールや不要なものを排出し、免疫力も高めてくれます。

悪玉のＬＤＬコレステロール値が高い人は、ヨーグルトやチーズなどの乳製品で積極的に乳酸菌をとるといいでしょう。

ただし、乳酸菌はとり方が大事！　ヨーグルトなどを食べて乳酸菌を補給しても、数日で排泄されてしまいます。だから毎日せっせと食べ続けて、たえず新しい乳酸菌を補給しなければなりません。

たとえば朝食後には必ずヨーグルトを食べる、晩酌ではおつまみとしてチーズを食べるなど、自分なりに毎日とり続けられるタイミングを探してみましょう。食べたり食べなかったりでは、効果が得られません。最低２週間は続けると、便通がよくなるなど腸内環境の変化が実感できるでしょう。

腸は人間最大の免疫器官ですから、毎日しっかり善玉菌である乳酸菌を補給すれば、風邪などの病気にもかかりにくくなります。

緑茶、紅茶、中国茶、コーヒー

――「食後に1杯のお茶やコーヒー」をぜひ習慣に

どうして?

いずれにも抗酸化物質が含まれている

●お茶にはコレステロールを減らす成分がある

日本人の生活に欠かせない緑茶にも、実はコレステロールを減らす成分が含まれています。それはお茶の渋み成分、カテキンです。

カテキンは、抗酸化作用のあるポリフェノールの一種で、緑茶にはエピカテキン、エピガロカテキン、エピカテキンガレート、エピガロカテキンガレートと舌をかみそうな名前の、4つのカテキンが含まれています。

このうちの**エピガロカテキンガレートはコレステロールの吸収を抑える、体外へのコレステロールの排出**

を促す、悪玉のＬＤＬコレステロールを減らして善玉のＨＤＬコレステロールを増やす、ＬＤＬコレステロールの酸化を防ぐという4つのすばらしい力を持っているのです。

そのほか、カテキンには体脂肪を減らし、血圧や血糖値の上昇を抑える働きがあります。

また、紅茶にもカテキンは含まれていますし、テアフラビンという紅茶に特有の成分も強い抗酸化力を持っています。

中国茶もよいでしょう。ウーロン茶にはポリフェノールが豊富でコレステロールの酸化を抑え、中性脂肪の分解を助けてくれます。

コーヒーにもクロロゲン酸というポリフェノールの一種が含まれています。クロロゲン酸は悪玉のＬＤＬコレステロールの酸化防止、血管の老化予防、血糖値を下げるなどの作用があると考えられています。

ただしせっかく健康効果のあるコーヒーも、砂糖やミルクを入れては台なし。コーヒーを飲むならぜひブラックでどうぞ。

お酒

適量であれば、善玉HDLコレステロールを増やす！

どうして？

リラックスやストレス解消も見のがせない効果

●少量のお酒なら飲んだほうがいいといわれるように

アルコールは高カロリーで、コレステロールや中性脂肪の値を上げます。また、飲みすぎて肝臓を悪くすると、善玉のHDLコレステロールも減ってしまいます。しかし**適量のアルコールであれば血液中の善玉コレステロールを増やしたり、コレステロールを上げる一因になるストレスを軽減したり、リラックス効果があることが、さまざまな研究からわかってきました。**

ビールなら大びん1本程度、ワインならグラス1杯、日本酒なら1合、焼酎ならお湯割り1杯、ウイスキーならシングル2杯くらいが適量でしょう。

《お酒100mℓあたりのエネルギー量》

種類	エネルギー（kcal）
日本酒	107
日本酒（純米酒）	102
日本酒（本醸造酒）	106
日本酒（吟醸酒）	103
ビール（淡色）	39
ビール（黒）	45
ビール（スタウト）	62
発泡酒	44

種類	エネルギー（kcal）
ワイン（白）	75
ワイン（赤）	68
ワイン（ロゼ）	71
紹興酒	126
焼酎（甲類）	203
焼酎（乙類）	144
ウイスキー	237

参考資料：日本食品標準成分表（八訂）

おすすめは赤ワイン。ぶどうの皮におもに含まれるポリフェノール（抗酸化物質）が残っているからです。ポリフェノールは緑茶やウーロン茶にも含まれるので、焼酎の緑茶割りやウーロン茶割りもいいでしょう。

おつまみのカロリーはできるだけ抑えたいところ。おすすめなのは、枝豆や冷ややっこ、納豆などの大豆製品、焼き魚や刺し身、海藻類、アーモンドなど。

アルコールが体に吸収されるまで、約30分といわれています。最初の1杯をチビチビと飲むと、ほどよくお酒が回って飲みすぎも防げるでしょう。時間をかけて飲むのは、肝臓を守ることにつながります。短時間で急激に血液中のアルコール濃度が高くなると、肝臓に大きな負担がかかるので気をつけて。肝臓を守るため、おつまみにタンパク質を加えてもよいでしょう。

アーモンド

アーモンドの約半分は脂肪なのにコレステロールを減らす

どうして？

オレイン酸が悪玉コレステロールだけを減らす！

●天然のサプリメントと呼ばれるほど、栄養が豊富

みなさんはお酒を飲むとき、何をつまみにしますか？　おすすめはアーモンドです。

実はアーモンドの約半分は脂肪です。「えっ⁉　脂肪をとったら太るじゃないか」と思われるでしょう。でも**アーモンドに含まれる脂肪の大半は、コレステロールが気になる人にうれしい不飽和脂肪酸**なのです。

不飽和脂肪酸は悪玉のＬＤＬコレステロールを減らしてくれます。しかもアーモンドの不飽和脂肪酸のうちのオレイン酸は、必要なコレステロール量は維持しながら、悪玉のＬＤＬコレステロールだけを低下させ

てくれるのです。

アーモンドには食物繊維も豊富で、これも余分なコレステロールの排出を助けます。そのほか、脂肪を燃やす働きのあるビタミンB群や良質の植物性タンパク質、カルシウム、鉄、カリウム、マグネシウム、リン、亜鉛などのミネラル類なども含まれています。

さらにビタミンEも豊富で抗酸化作用もバッチリ。このためアーモンドは〝天然のサプリメント〟と呼ばれることもあるほどで、海外のセレブの間では、アーモンドはダイエット食品として人気だそうです。

くるみも同様の成分が含まれており、ナッツ類はコレステロールや中性脂肪が高い人に最適。その抗酸化作用は地中海食試験で証明されています。

食べ方は、ローストされた市販品をおつまみとしてそのままポリポリ食べてもOKですが、砕いてコンビニサラダなどにトッピングすると、味もおなかの満足度もアップ。グラノーラやヨーグルトに入れて食べるのもおすすめです。

ビターチョコ
カカオポリフェノールが動脈硬化のリスクを下げる

どうして？

カカオポリフェノールは抗酸化作用があり脂肪の蓄積を抑える

●糖分控えめのチョコを1日に1〜2片がおすすめ

「チョコレートは太る」「チョコレートを食べると虫歯になる」「チョコレートを食べると肌があれる」「チョコレートを食べると鼻血が出る」など、チョコレート＝健康や美容に悪い、そんなイメージを持っている人も多いのではないでしょうか。でもチョコレートに関するそんなイメージの多くは誤り。むしろチョコレートは体にいい食べ物として、最近見直されています。

チョコレートに含まれる**カカオポリフェノール**には**抗酸化作用があり、脂肪の蓄積を抑える効果がある**ことが報告されています。カカオポリフェノールというのは、チョコレートやココアの原料になるカカオ豆に含まれる抗酸化物質。その作用によって**動脈硬化や心臓病などのリスクを下げる**のです。

ただしチョコレートには砂糖が使われています。太る、虫歯になるという悪いイメージがついたのは、チョコレートの食べすぎ＝砂糖のとりすぎにつながるからでしょう。

健康のためにチョコレートを食べるなら、糖分が控えめのビターチョコレートを1日に1〜2片程度がおすすめです。ただしホワイトチョコレートにはほとんどカカオポリフェノールは含まれていないので、気をつけて。

また、ココアにもカカオポリフェノールが含まれていますので、1日1杯のココアを習慣にするのもよいでしょう。

ちなみにチョコレートには虫歯菌を抑制する成分が含まれているという報告もあります。肌あれや鼻血が直接チョコレートと関係するという報告は、今のところないようです。

オリーブオイル——不飽和脂肪酸が効く。とくにオレイン酸がおすすめ

どうして？

常温で固まる油はコレステロールを上げる！

●飽和脂肪酸がコレステロールや中性脂肪を増やす

コレステロールや中性脂肪は脂質の一種。ですから当然、食事で入ってくる油の量によって、その値は大きく変化します。1日に必要な脂質の量のおおよその目安は35～45g程度。サラダ油だと大さじ3～4杯弱ぐらいです。「あれっ？　けっこう食べていいんだ」と思いませんか？　ただし、これは調理に使う食用油だけでなく、肉などの食品に含まれる脂も合わせた量です。脂身の多い肉を食べる場合は、これよりも少なめにしなければいけません。

油は高カロリーなのでとりすぎると中性脂肪を増や

しますが、不足すると脂溶性ビタミンの吸収が悪くなったり、低体温症になったりするので、まったくとらないのもダメ。〝できるだけ質のいいものを選んで、適量とる〟のが、油のとり方のポイントです。

油にはいろいろな種類があり、それぞれ性質も異なりますが、まず大きく飽和脂肪酸と不飽和脂肪酸とに分けられます。

コレステロールや中性脂肪を増やすのは、飽和脂肪酸です。逆に不飽和脂肪酸にはコレステロールや中性脂肪を下げる働きがあります。

飽和脂肪酸は常温で固まる性質があります。ですからバター、ラード、牛脂などの動物性脂肪は飽和脂肪酸になります。パーム油、ココナッツオイルなどのヤシ油は植物性ではありますが、常温で固まる性質があり、これも飽和脂肪酸の仲間です。しかし、ココナッツオイルに多く含まれる中鎖脂肪酸は中性脂肪を増加させません。

不飽和脂肪酸は常温でも固まることはなく、液体のまま。植物性脂肪や水中にすむ魚介類の油などが不飽和脂肪酸です。

●コーン油などのリノール酸は、とりすぎに注意！

油の種類を意識せずに食べていると、コレステロールや中性脂肪を増やす飽和脂肪酸ばかりとりすぎてしまうことになりがちです。「動物性脂肪などの飽和脂肪酸はできるだけ控えめに」を心がけましょう。

左ページの図を見るとわかるように、不飽和脂肪酸はこまかく分類されますが、コレステロール&中性脂肪対策として、とくにおすすめしたいのがオリーブオイルです。オリーブオイルに含まれるオレイン酸は悪玉のＬＤＬコレステロールを減少させます。オリーブオイルの中ではエキストラバージンオイルがおすすめです。抗酸化物質がより豊富に含まれています。また魚油やエゴマ油、シソ油、アマニ油などｎ－３系（オメガ３系）脂肪酸は中性脂肪を減らしたり、血栓を予防したりする作用があります。

大豆油やコーン油はリノール酸で、とりすぎると悪玉・善玉両方のコレステロールを下げ、免疫力を低下させます。

《油（脂肪酸）の種類》

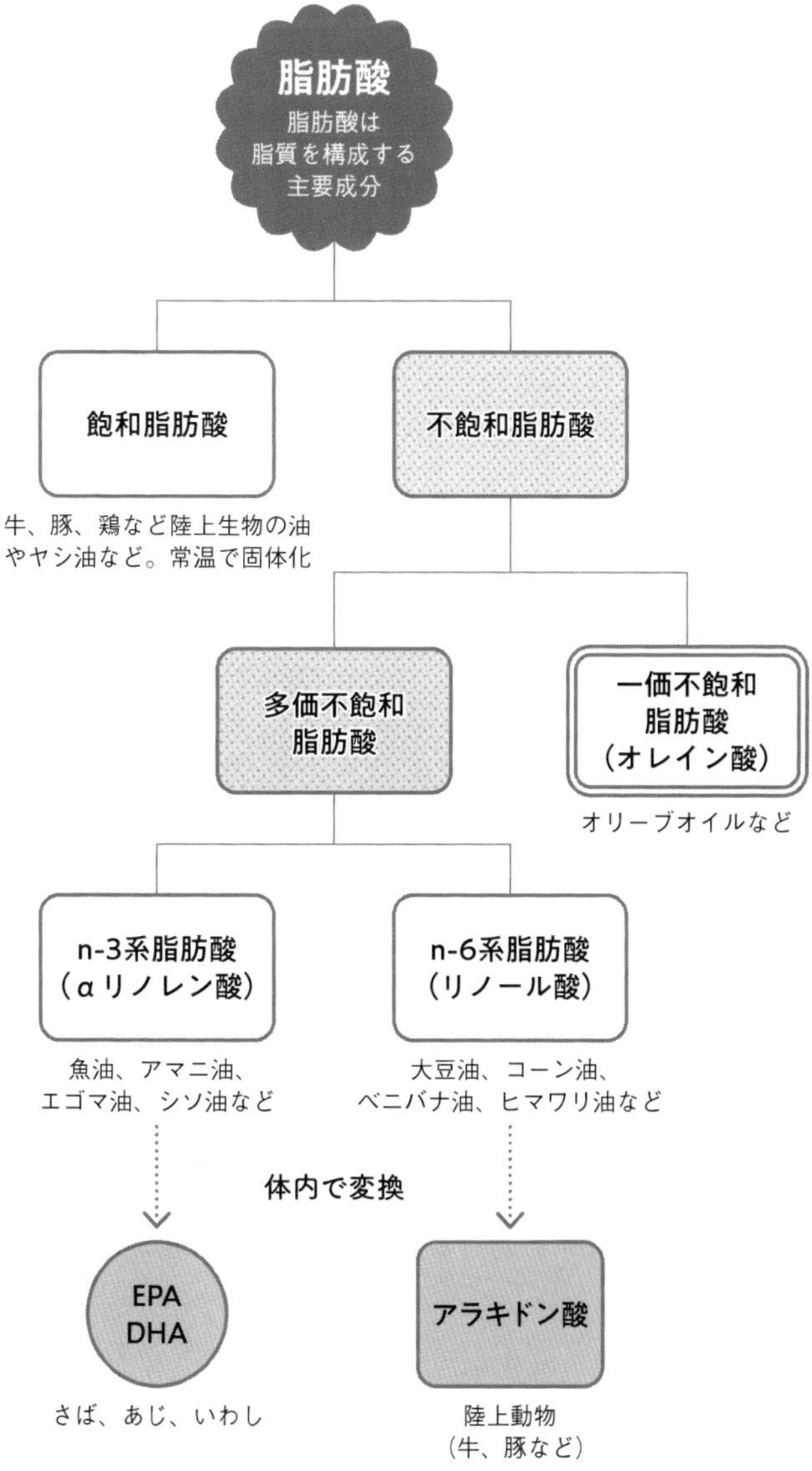
脂肪酸
脂肪酸は
脂質を構成する
主要成分
飽和脂肪酸
不飽和脂肪酸
牛、豚、鶏など陸上生物の油
やヤシ油など。常温で固体化
多価不飽和
脂肪酸
一価不飽和
脂肪酸
（オレイン酸）
オリーブオイルなど
n-3系脂肪酸
（αリノレン酸）
n-6系脂肪酸
（リノール酸）
魚油、アマニ油、
エゴマ油、シソ油など
大豆油、コーン油、
ベニバナ油、ヒマワリ油など
体内で変換
EPA
DHA
アラキドン酸
さば、あじ、いわし
陸上動物
（牛、豚など）

Column 1

高血圧も動脈硬化のリスク。できるだけ薄味を心がけよう

●塩分摂取量の高かった昔は、脳出血が多かった

本書では動脈硬化の予防を目的に、高すぎるコレステロールや中性脂肪の値を下げ、コレステロールや中性脂肪を上げない生活術を紹介しています。血管の若々しさを保ち、動脈硬化を防ぐためには、同時に血圧にも気をつける必要があります。

高血圧対策のポイントは、ズバリ減塩です。しょうゆやみそを調味料として使い、

脳血管疾患による死亡者

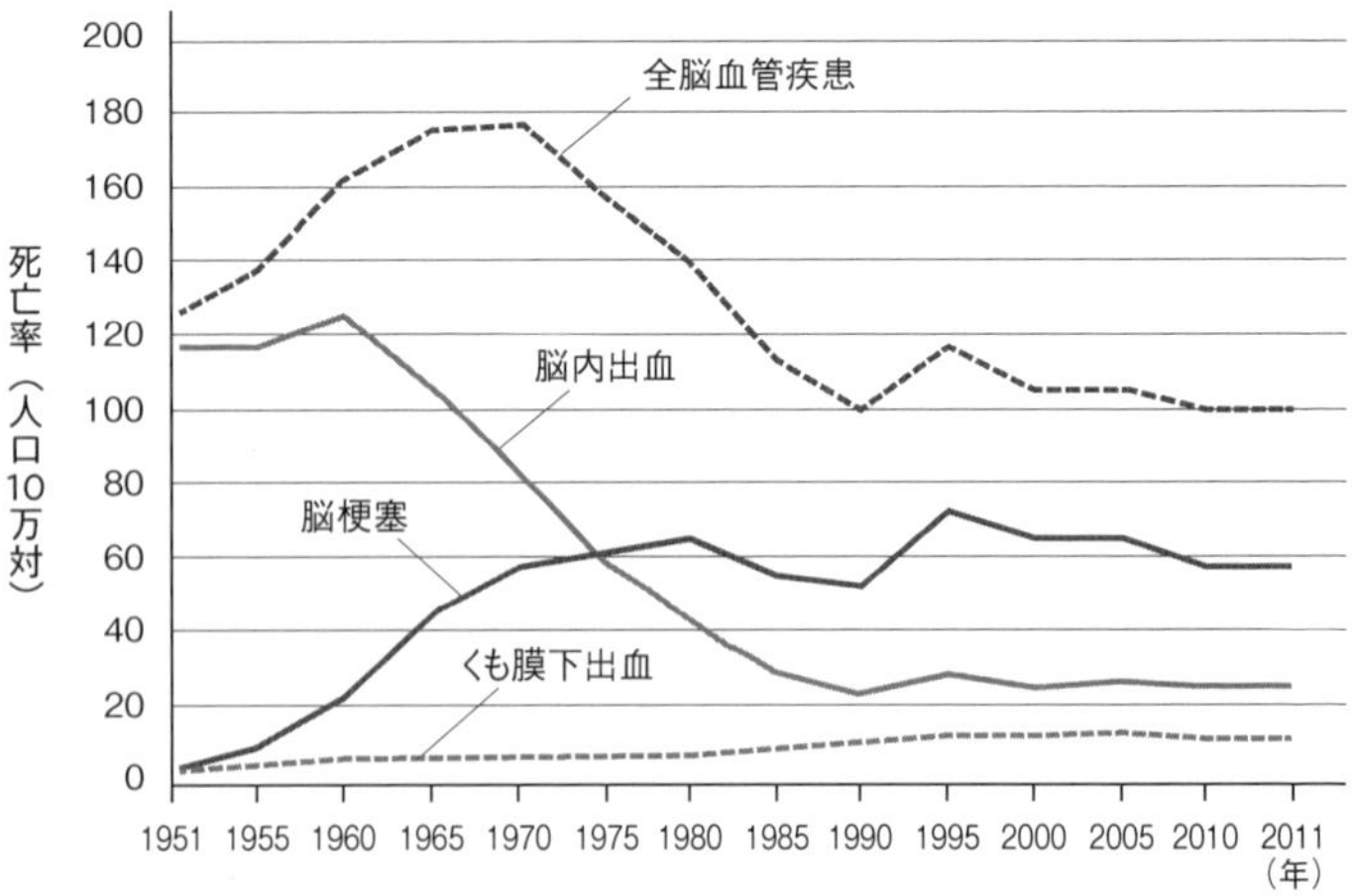

参考資料：平成23年　厚生労働省人口動態統計特殊報告より

みそ汁や漬物を食べる日本食には多くの塩分が含まれています。ですから昭和40年代ぐらいまでの日本人は、塩分の摂取量が多めで、高血圧から脳出血になる人も少なくなかったのです。

その後、欧米風の食事が普及してくるにつれ、摂取する塩分の量は減ってきました。しかし昭和60年代に入ってコンビニエンスストアやファミリーレストラン、レトルト食品などの利用が増えてくると、日本人の塩分摂取量はまた上がってきました。

●理想の塩分摂取量は、今の半分！

テレビの健康番組などの影響もあり、「塩分の過剰摂取は体によくない」ことが知られるようになり、近年の塩分摂取量は

日本人の食塩摂取量（1人1日あたり）

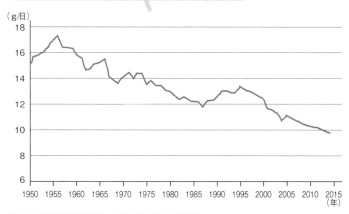

（注）1975年以降は国民健康・栄養調査（厚生労働省）による。
1974年以前はみそ、しょうゆ、漬物、塩干魚、小麦製品の消費量動向から求めた推計値

参考資料：「国民健康・栄養調査」「食品需給表」「改訂日本農業基礎統計」

減ってきました。しかしそれでも平均すると日本人は1日10～11gの塩分をとっています。この数字は諸外国と比べるとまだまだ高く、日本高血圧学会は高血圧の人は塩分摂取量の目安を1日6g、つまり現在の半量ぐらいを理想としています。厚生労働省の食事摂取基準では、男性1日7・5g、女性は6・5gを目安にしています。「塩分を半分に減らせ！」というとハードルが高く感じるかもしれません。でも少しでも、塩分を減らすように気をつけることが大事。動脈硬化のリスクがある場合、料理は薄味に、しょうゆやソースなど調味料をつけすぎない、ラーメンの汁は残すなど、できるだけ塩分を減らす工夫をしましょう。

おもな外食メニューの塩分含有量

5g以上＝**危**　4g台＝注

メニュー	塩分含有量
危　酢豚定食	**7.3g**
危　マーボー豆腐定食	**6.8g**
危　レバニラ炒め定食	**6.5g**
危　八宝菜定食	**6.5g**
危　きつねうどん	**6.3g**
注　鶏からあげ定食	4.3g
注　五目焼きそば	4.2g
注　鉄火丼（中トロ）	4.1g

メニュー	塩分含有量
ざるそば	3.3g
スパゲティミートソース	3.3g
チャーハン	3.2g
ビーフカレーライス	2.9g
ギョーザ定食	2.6g
ミックスサンドイッチ	1.9g
ハンバーガー	1.5g

参考資料：『塩分1日6gで血圧を正常化するおいしい食事』主婦の友社
＊店によって食塩量は異なります。ひとつの目安としてご活用ください。
＊麺類の食塩量は、汁やスープに含まれる分をすべて合わせたものです。

食べ方の工夫で
コレステロールと
中性脂肪を下げる

第3章

腹八分目に——食べすぎない、カロリーオーバーにならない食べ方

ポイント

意識的な食事でカロリーを制限できる

●無意識だと、つい食べすぎてしまう

第1章で「食べすぎがよくない」と指摘しましたが、ここで食べすぎを防ぐ5つのコツをお教えしましょう。

①**マイ食器を小さく**…お茶わんを小さめに変えると、毎日のごはんを少しずつ減らし、コレステロールや中性脂肪を下げることにつながります。

②**カロリー表を見て、メニューを決める**…ファミリーレストランなど、最近はメニューにカロリーや塩分量が表示されているお店もあります。オーダー前に、このカロリー表を見るクセをつけましょう。

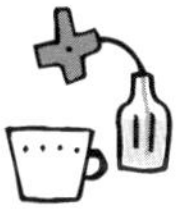

③調味料をかけすぎない…コレステロールや中性脂肪が高い人は、濃いめの味つけが大好き。濃い味にするとカロリーや塩分が上がるだけでなく、ごはんやパンなどを食べすぎてしまう原因にも！　薄味に慣れてください。

④ジュースなど清涼飲料水はなるべく飲まない…市販のジュースやスポーツ飲料、缶コーヒーには1本20g程度（商品によっては、それ以上のものも！）の砂糖が含まれています。食べる量を控えても、飲み物で糖分をとっていたら意味がありません。のどが渇いたら水または緑茶や紅茶、砂糖なしのコーヒーなどを飲みましょう。

⑤夜10時以降は食べない…夜遅く食べると、間違いなく太ります。それは摂取したカロリーを消費できないことや、夜は代謝を抑制するような副交感神経が優位になるので脂肪が蓄積されやすいことなどが原因です。また体内には脂肪を蓄積させる働きを持つBMAL《ビーマル》1《ワン》というタンパク質があり、夜10時から午前2時までが最も多くなる、つまりこの時間帯に食べると体に脂肪がつきやすいのです。もし食べるのなら、BMAL1が少なくなる午後3時ごろにするとよいでしょう。

早食いはNG
ゆっくりよくかんで食べれば、コレステロールにも血糖値にもいい

どうして？

満腹を感じるまで時間がかかるため食べすぎる

● **「ながら食べ」をすると、誰でも早食いに**

「早食いをすると、太る」とよくいわれますが、これはそのとおり！

脳が満腹だと感じるまで、食べ始めてから15～20分ぐらいかかります。早食いをすると、脳が満腹だと感じる前にどんどん食事を胃の中に送ることになってしまいます。ですから**早食いだと、ついつい食べすぎて、カロリーオーバーになりがちです。**食べすぎると、体内で作られるコレステロールや中性脂肪の量も増えてしまいます。

また、早食いをする人は1回で口に入れる量が多

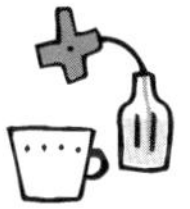

く、食べ物を流し込むようにどんどん入れていきます。このように食べ物をよくかまずに飲み込んで胃に入れるよりも、ひと口ひと口よくかんで食べたほうが消化・吸収活動もアップ。その結果、**消化・吸収に使われるエネルギー量が大きくなり、太りにくくなります。**

よくかんで食べることは胃腸に負担をかけず、血糖値の急上昇を防ぐという効果もあります。

「ながら食べ」をすると、早食いになりがちです。スマホを見ながら、雑誌やテレビを見ながらの食事はやめましょう。ランチなどは、できる環境であれば一人ではなく、家族を誘ってみましょう。会話を楽しみながら食べるようにすると、自然と早食いが防げます。

ごぼう、れんこん、セロリなど、かみごたえのある食物繊維をおかずにするのもいいですね。咀嚼《そしゃく》回数が増えて早食いが防げ、さらに食物繊維がコレステロール対策にも役立ちます。

朝イチで水を飲む

――目が覚めたら水を飲んで心筋梗塞や脳梗塞を予防

どうして？

明け方から午前中は血液がドロドロ状態

●日中の水分補給は「のどが渇く前に」が基本

コレステロールや中性脂肪が高いとハイリスクの心筋梗塞や脳梗塞は、明け方から昼前ぐらいまでに起こりやすいと知っていましたか？

人間の体の6割は水分で、汗や尿、呼吸などによって毎日約2・5ℓもの水分が失われています。当然、寝ている間にも汗をかいて水分を失っていますが、起きているときのように水分補給ができません。

ですから朝、**目が覚めたときは血液がよりドロドロとした状態になって、早朝から午前中は心筋梗塞や脳梗塞が起こりやすい**のです。

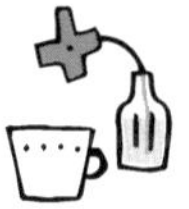

コレステロールや中性脂肪が高めな人は朝起きたら、まずコップ1杯の水を飲んで、血液の循環を促すようにしましょう。夜、寝る前にコップ1杯の水を飲むのもよいでしょう。

昼間起きている間の水分補給も、もちろん大事です。「のどが渇いた」と感じたときは、すでに水分が足りなくなり始めている証拠。なるべく、のどが渇く前に水分を補給するよう心がけましょう。

夢中で仕事をしていると、のどが渇いても我慢しがちですね。でも**デスクワークをしているときこそ、水分補給のため、こまめに席を立ってください。少しでも動くことで、座りっぱなしで足や下半身にたまっていた血流や、水分の循環を促進**することもできます。

十分な量の水分を補給していれば、血液もきれいになり、血液循環や新陳代謝もスムーズ。尿といっしょに体内の不要物も排出できるでしょう。

朝食抜きはNG——食事を抜くと太りやすくなる！

どうして？

「飢餓になる」と体が勘違いして脂肪などをため込む

●時間がないなら、バナナ1本でも食べること

「1分1秒でも長く寝ていたいから、朝食は食べない」「子どもの世話で忙しくて時間がない」「朝はおなかがすかないから、ずっと朝食抜きの生活だ」という人が少なくありません。とくに30～40代はまだ体力もあるので、朝食を食べなくても支障がないと感じている人が多いでしょう。

逆に「朝食を抜けば、1日3食が2食になる。食事の回数が1回減ればそれだけ食べる量も減って、ダイエットになるじゃないか」などと、乱暴なことをいう人もいます。

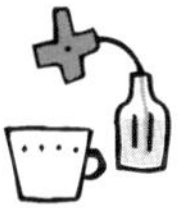

しかし食事と食事の間隔があきすぎると、「食べ物が入ってこないと危ない！このままでは栄養が不足して、大変なことになる」と体が勘違いします。そして**次の食事で入ってきた糖質や脂質などをしっかりため込もうとして、太りやすくなる**のです。

ですから、朝食を抜いては絶対ダメ。そして、食べるなら「朝は時間がないから、パン1枚」ではなく、「バナナ1本」（バナナの栄養価については、86ページを見てください）がおすすめ。

コレステロールが気になる人は、乳酸菌が含まれているヨーグルト、ビタミンや抗酸化物質が豊富なフルーツなどを朝食で積極的にとるとよいでしょう。フルーツにヨーグルトをかけて食べるのもいいですね。

昼食を抜くのも、よくありません。1回の量は少なくてもいいので、きちんと3食をとるよう心がけましょう。朝食や昼食を食べそこなったから、仕事をしながら菓子パンなどを間食する……なんていうのは、もってのほかです。「ながら食べ」は早食いにもつながります（108ページ参照）。

食べる順番——消化の悪そうなものから食べて、お茶やコーヒーでしめる

どうして？

繊維質を先に
ごはんをあとにして
食べすぎ防止

●糖質の食べすぎを防げるから、糖尿病の予防にも

「食べる順番ダイエット」をご存じでしょうか？

食事の量を変えなくても、食べる順番を変えるだけでやせられるというもの。めんどうなカロリー計算が不要なことで人気ですが、実は「食べる順番が大事」であることは、前からよく知られていました。

そして食べる順番に気をつければやせられるだけでなく、コレステロールや中性脂肪、血糖値が上がらない健康体を維持できます。

やり方は簡単！　消化の悪そうなものから食べればいいのです。具体的にいうと、**前菜としてまず食物繊**

《食べる順番》

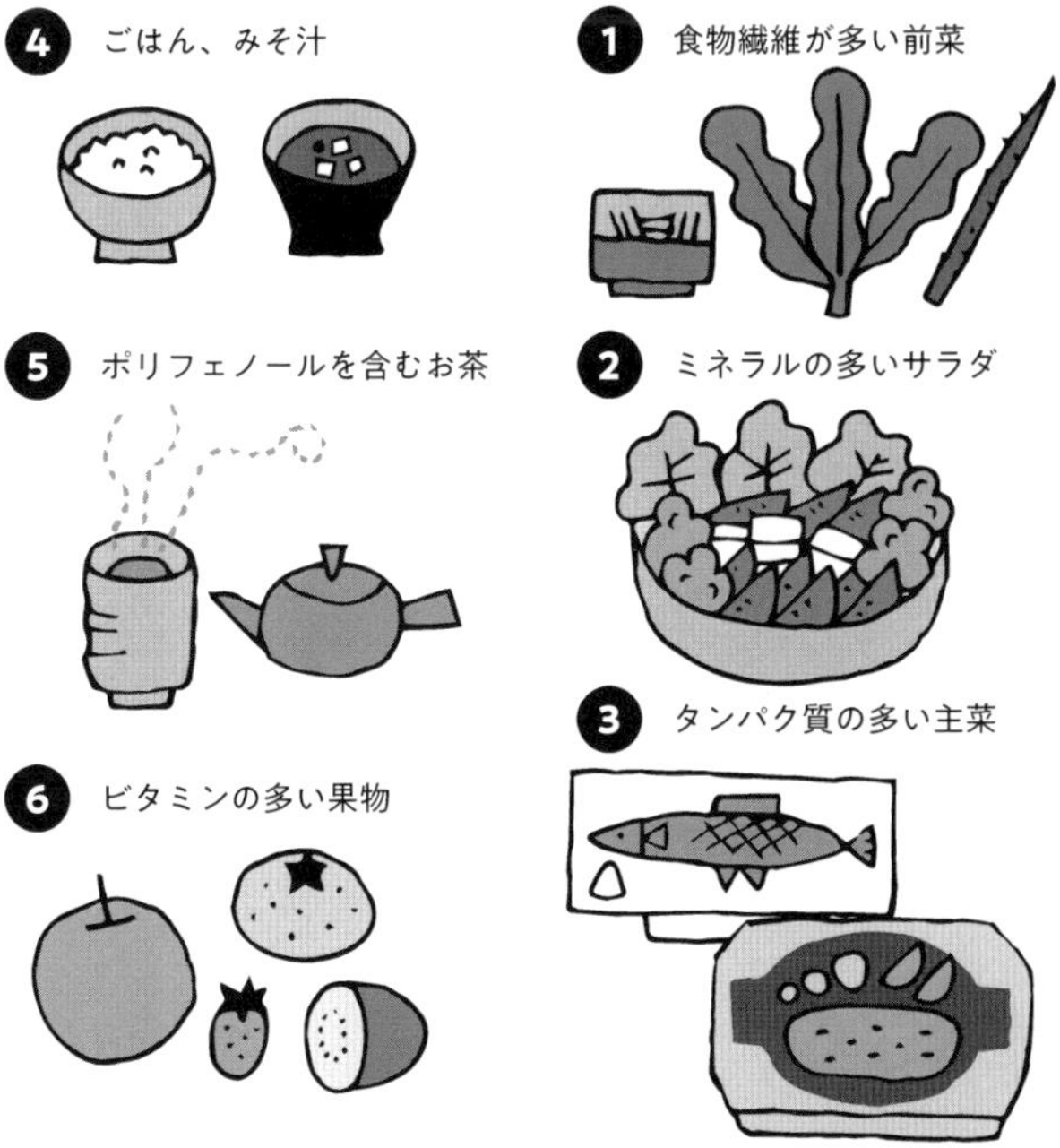
1 食物繊維が多い前菜
2 ミネラルの多いサラダ
3 タンパク質の多い主菜
4 ごはん、みそ汁
5 ポリフェノールを含むお茶
6 ビタミンの多い果物

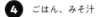

維→サラダなどの野菜→肉や魚などのタンパク質→ごはんやパン、麺類などの糖質、そして仕上げにポリフェノールの多いお茶を飲めば完璧。デザートが欲しい場合は最後にビタミンたっぷりの果物を少量食べましょう。

この食べ方であれば、食物繊維やタンパク質など体にとって必要な栄養はきちんと補給しつつ、太りやすいごはんやパンなどの糖質の食べすぎを防げます。

最初に野菜を食べる

1日3回、両手のひらいっぱいの野菜を食べよう

どうして？

両手のひらいっぱいが1日の野菜摂取量の目安の1/3

●コレステロールにいい成分を毎食補給

コレステロールや中性脂肪を下げたいなら、115ページの順番で食べるのがベストです。しかしランチで外食するときなど、前菜にしたい食物繊維がなかったり、メインのおかずがごはんの上にのった丼ものなどを選んだり、理想の順番どおりに食べられないこともあります。そんなときは、「まず野菜をたっぷり食べる」ことを心がけてください。

野菜は食物繊維が豊富で、コレステロールや中性脂肪を下げるのに役立ちます。野菜のポリフェノールやビタミンも毎食補給したいものです。

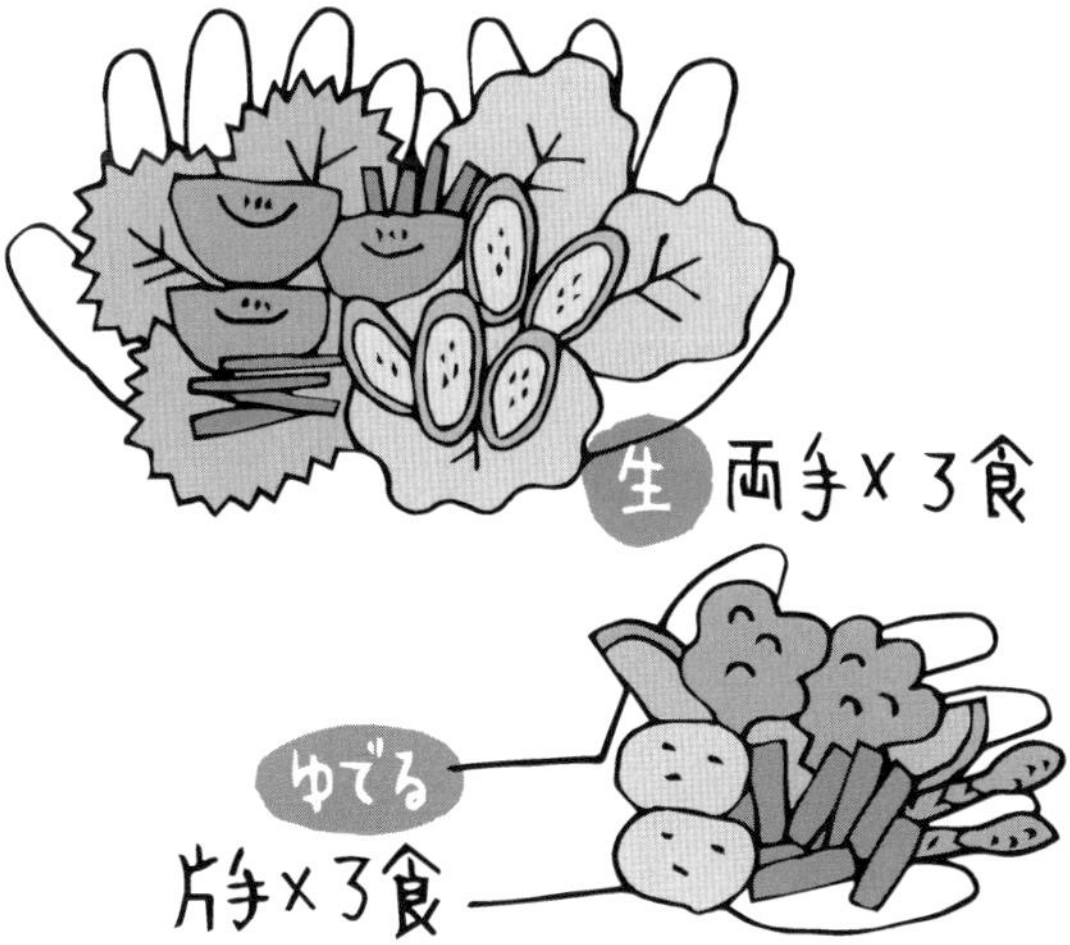

野菜の1日の摂取の目安量は300g以上です。生野菜を両手のひらいっぱいにのせた量が約100gなので、1日3回これだけの野菜を食べる必要があります。ゆでた野菜なら、片手のひらいっぱいが目安です。

食べ方はこだわらなくても大丈夫です。生でもいいですし、ゆでたり、蒸したり、煮たりしてもOK。サラダとして食べる場合はドレッシングなどをかけすぎないよう気をつけてください。79ページで紹介した酢玉ねぎをトッピングすると、ドレッシングの量が減らせるでしょう。

加熱すると野菜のかさが減るので、生食よりも多くの量を食べやすいかもしれません。ゆでたり、蒸したりしてポン酢や玉ねぎドレッシング（79ページ参照）を使って食べるのもおすすめです。

肉の調理法──できるだけカロリーダウンさせる調理法を工夫しよう

ポイント

ゆでる、蒸す、油なしで焼くなどの方法で

●工夫すれば揚げ物も炒め物もOK

「コレステロールや中性脂肪は気になる。でも肉は食べたい」、そんな肉食派の人もいるでしょう。肉はコレステロールや中性脂肪を増やしやすい食品ではありますが、筋肉や体にとっては大切なタンパク源。体に必要な栄養は、しっかりとりたいものです。

前に「肉を食べるなら、部位を選ぼう」（50ページ参照）というお話をしましたが、それに加えて調理法を工夫すれば肉を食べたい気持ちを我慢する必要もありません。

揚げる、炒めるという油を使った調理法は脂質がア

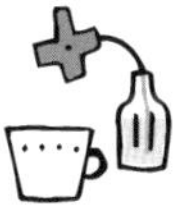

ップしてしまいます。でも、**ゆでたり蒸したりすると肉の余分な脂が落ちるので、カロリーダウンすることができます。また肉をグリルで焼くと余分な脂を落とせますし、アルミホイルに包んで焼くホイル焼きも、油なしで調理できるのでおすすめ**です。

「ゆでたり、蒸したりした肉ではなんだかもの足りない」のであれば、たまには揚げ物や炒め物もよいでしょう。**揚げ物にするなら、油を吸う面積が小さくなるように肉は大きめに切ります。**衣は少なめにして、揚げたあと、油をしっかりきってから食べましょう。

炒め物をするときはフッ素樹脂加工されたフライパンを使うのがおすすめ。調理で使う油の量を減らせます。ペーパータオルにしみ込ませた油をフライパンになじませるようにすると、炒め油を直接フライパンに入れるよりも油の量が減らせます。

ここで紹介した使う油を減らすヘルシーな調理法は肉だけでなく、魚や野菜を調理するときにも応用できます。

主食は玄米に——玄米にすると、早食いも防げる

どうして？

よくかまないといけないから早食い防止に

●食物繊維は白米の約6倍でコレステロール対策に

コレステロールを下げたいなら、主食を白米から玄米に変えるだけでも効果があります。なぜかというと、**玄米には白米の約6倍もの食物繊維が含まれている**からです。食物繊維は便通をよくして、体内のコレステロールなど有害な物質の排出を助けます。

そのほかにも抗酸化作用があって動脈硬化の予防にいいビタミンE、日本人に不足しがちな栄養素のカルシウム、リンや鉄、カリウム、マグネシウム、亜鉛などのミネラル類も、玄米のほうが白米よりも豊富に含まれています。

《玄米と白米の栄養価（150g＝茶わん1杯あたり）》

成分		白米	玄米	
タンパク質		9.15g	10.2g	1.11倍
脂質		1.35g	4.05g	3倍
炭水化物		116.4g	111.45g	0.96倍
無機質（ミネラル）	カリウム	133.5mg	345mg	2.58倍
	カルシウム	7.5mg	13.5mg	1.8倍
	マグネシウム	34.5mg	165mg	4.78倍
	リン	142.5mg	435mg	3.05倍
	鉄	1.2mg	3.15mg	2.63倍
	亜鉛	2.1mg	2.7mg	1.29倍
ビタミンE		0.15mg	1.8mg	12倍
ビタミンB_1		0.12mg	0.61mg	5.08倍
ビタミンB_2		0.03mg	0.06mg	2倍
ビタミンB_6		0.18mg	0.67mg	3.72倍
食物繊維（水溶性、不溶性）		0.75g	4.5g	6倍

参考資料：日本食品標準成分表（八訂）

また**玄米は白米よりもよくかまないと食べられないので、早食いやドカ食いが防げる**というメリットもあります。

「玄米を炊くのなら、圧力鍋を買わなければいけないの？」と思う人もいるでしょう。しかし最近の炊飯器にはたいてい玄米モードがついています。玄米モードがなくても、水の量を増やして、30分以上玄米を水に浸してから炊けば大丈夫。また玄米ビギナーならば、白米に玄米を混ぜて炊くのもおすすめです。

甘味は食後に

どうしても甘いものが欲しいとき間食ではなく、食後に

どうして？

食後なら少量で満足できる

●ヨーグルトやかんてんを使ったお菓子がおすすめ

コレステロールや中性脂肪によくないとわかっていても、甘いおやつが食べたくなることもあります。**どうしても甘いものが欲しいときは、間食ではなく、食事のあとのデザートとして食べましょう。**

食事のあとであればおなかもふくらんでいるので、おやつとして食べるよりも、少量で満足できるはずです。

そして食べるなら、できるだけコレステロールや中性脂肪対策になるものを選びたいですね。おすすめはヨーグルト（88ページ参照）、ビタミンの豊富なフル

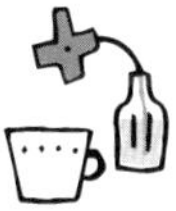

ーツ（80ページ参照）、かんてんを使ったゼリー（60ページ参照）などです。

最近の糖質制限食ブームで、糖質が含まれていないチョコレートや、糖質の量を抑えたお菓子なども市販されています。そうした糖質オフデザートを試すのもよいでしょう。

また**デザートを食べるときは必ず、緑茶、紅茶、コーヒーなどポリフェノールを含む飲み物を合わせてください。**

コレステロールや中性脂肪が気になる人は、マーガリンやショートニングを使った市販のお菓子やケーキなどは食べないこと。マーガリンやショートニングには、体に悪いトランス脂肪酸という油が含まれています。

トランス脂肪酸をとりすぎるとコレステロール値や、中性脂肪値がより高くなる傾向があります。スーパーやコンビニで売られているお菓子の大半には「マーガリン」や「ショートニング」が入っているので、気をつけてください。

ラーメン・コンビニ弁当――できるだけ野菜がとれる具材の多いものを選んで

ポイント

塩分や油に気をつけて選ぶこと！

●自宅でコレステロールにいい具だくさんラーメンを

ラーメンは高カロリーで塩分も高め。コレステロールや中性脂肪が気になる人にとっては、ちょっと危険な食べ物ですが、たまのお楽しみであれば、食べ方に気をつけて、ラーメンを食べてもかまいません。

一般的に麺類は糖質の量が多く、野菜が少なめです。そこでタンメンや五目そばなど、できるだけ**具材の多いメニューを選んで、少しでも野菜のビタミンや食物繊維を補給する**よう心がけてください。

コレステロールや中性脂肪が高い人は血圧にも気をつけたほうがいいので、塩分の摂取量にも気をつけま

しょう。食べるのは麺と具のみにして、スープは残すこと。スープを飲み干すと塩分のとりすぎになってしまいます。

自宅でラーメンを食べるときも、野菜やきのこ、わかめ、にんにくなど本書の第2章で紹介したコレステロールを下げる食材をたっぷり具としてのせてください。具だくさんにしてボリュームアップした分、麺を少し残せるといいですね。

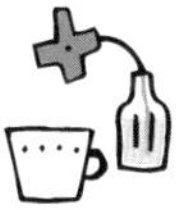

●コンビニ弁当は野菜とタンパク質を入れてバランスよく

コンビニやスーパーで売られている食品を食べる場合は、主食＝ごはんや麺など、主菜＝肉や魚、卵などメインのおかず、副菜＝野菜を選んで、栄養バランスを整え、できるだけヘルシーな食べ方を心がけてください。

かつ丼などの単品よりも、幕の内弁当のようにおかずが入ったものを選ぶのがベター。丼ものを選ぶ場合は、野菜サラダ、おひたしやあえ物など野菜のおかずをプラスし、114ページの順で食べましょう。**マカロニサラダやポテトサラダは、栄養成分のメインは糖質**なので気をつけてください。栄養成分が表示されている弁当なら、エネルギー量や塩分、糖質（炭水化物）の量などを確認しましょう。

Column 2

コレステロールが高めの人は隠れ脳梗塞に気をつけよう

●症状は短時間で消えるので、まったく自覚がない人も！

動脈硬化によってできた血栓が、脳の細い血管を詰まらせると脳梗塞になります。血管が詰まると脳が壊死《えし》してしまうので、一命はとりとめても後遺症が残ることが多いでしょう。

しかし血栓が小さいと、すぐにはずれたり溶けたりすることがあります。これを一過性虚血発作＝隠れ脳梗塞といいます。

隠れ脳梗塞の場合、しびれやめまいなどの症状はほんの短時間しかあらわれず、その後はまるでなにごともなかったように戻ります。人によっては、まったく自覚症状がないこともあります。そのため隠れ脳梗塞を起こしたことに気づかない、あるいは症状に気づいても「最近、忙しかったから疲れが出たかな」「ゆうべの睡眠が足りなかったせいかも」と軽く考えて、放置しがちです。

●コレステロールや中性脂肪が高めの人は要注意

しかし、隠れ脳梗塞を絶対に甘く見てはいけません。小さな梗塞があった人の約3割に、5年以内により重大な発作が起こっているのです。

脳梗塞によるしびれや麻痺は、体の片側にだけ起こるという特徴があります。そのほか、ろれつが回らなくなる、視野が狭まる、めまい、頭痛、吐き気や嘔吐、激しい眠気などの症状を感じることもあります。128ページのイラストも参考にしてください。こうした症状は2～3分でおさまってしまうこともあれば、24時間続くこともあります。

コレステロールや中性脂肪、血圧、血糖値が高めでこのような症状がわずかでもあったら、念のため受診して検査をしておくと安心です。

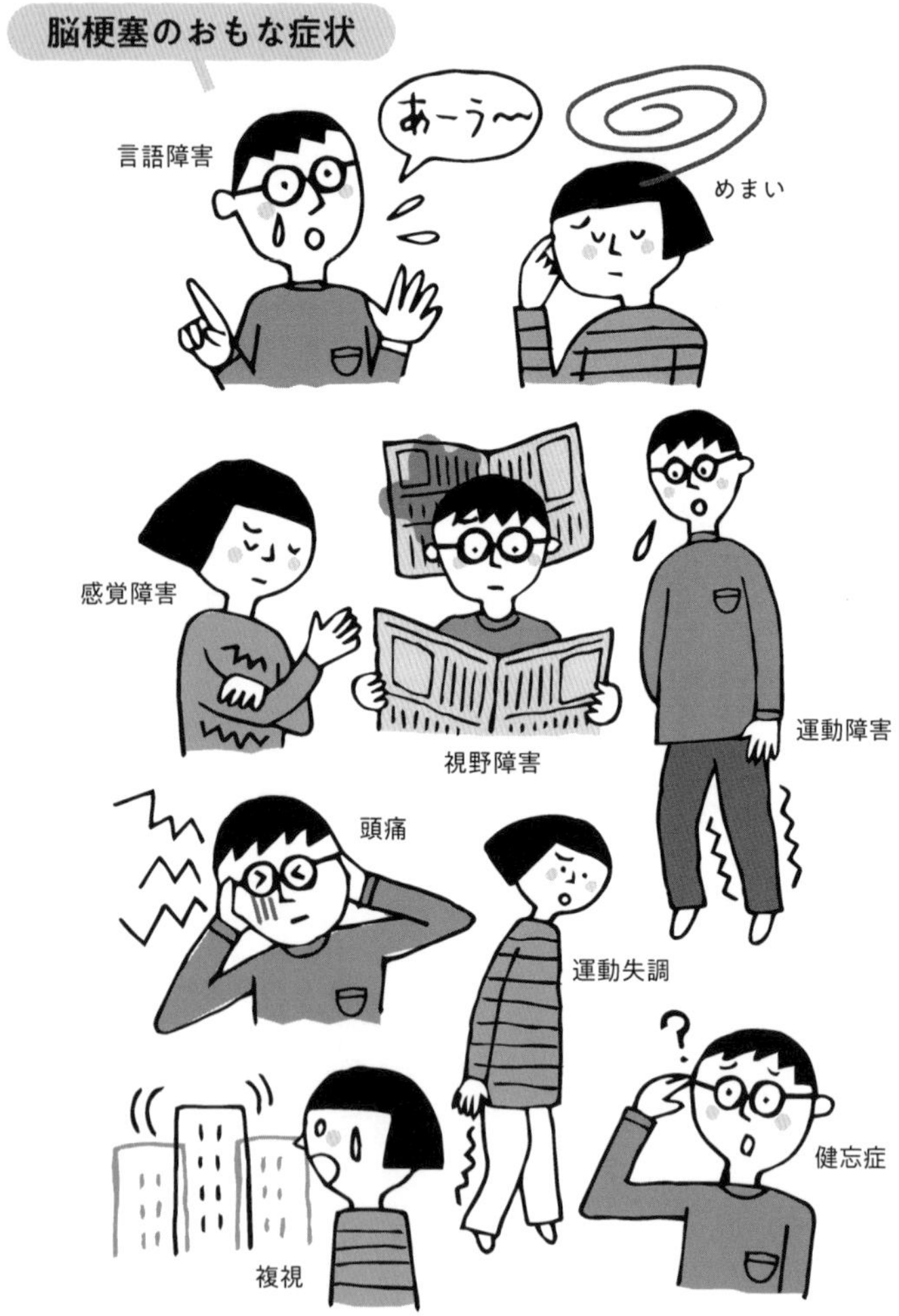
脳梗塞のおもな症状
言語障害
あーう〜
めまい
感覚障害
視野障害
運動障害
頭痛
運動失調
健忘症
複視

コレステロール・中性脂肪を下げる生活と運動

第4章

生活リズムを整える

体内時計が狂うと、コレステロールや中性脂肪が増える

どうして？

ホルモンや自律神経のバランスが乱れる

●狂った体内時計は、早起きしてリセットしよう

人間には「体内時計」が備わっていて、意識しなくても日中は活動モード、夜は休息モードに切りかわります。体内時計がしっかりと機能していれば、太陽が昇るとともに目が覚め、太陽が沈み、暗くなると自然に眠くなるのです。この体内時計に従って、規則正しい生活をしていれば、ホルモンや自律神経も正常に働くので、心身ともに健康で過ごせるでしょう。

しかし現代社会では、この自然のリズムに従って生活できていない場合がほとんど。なかには昼夜が逆転した生活を送っている人もいます。すると**体内時計が**

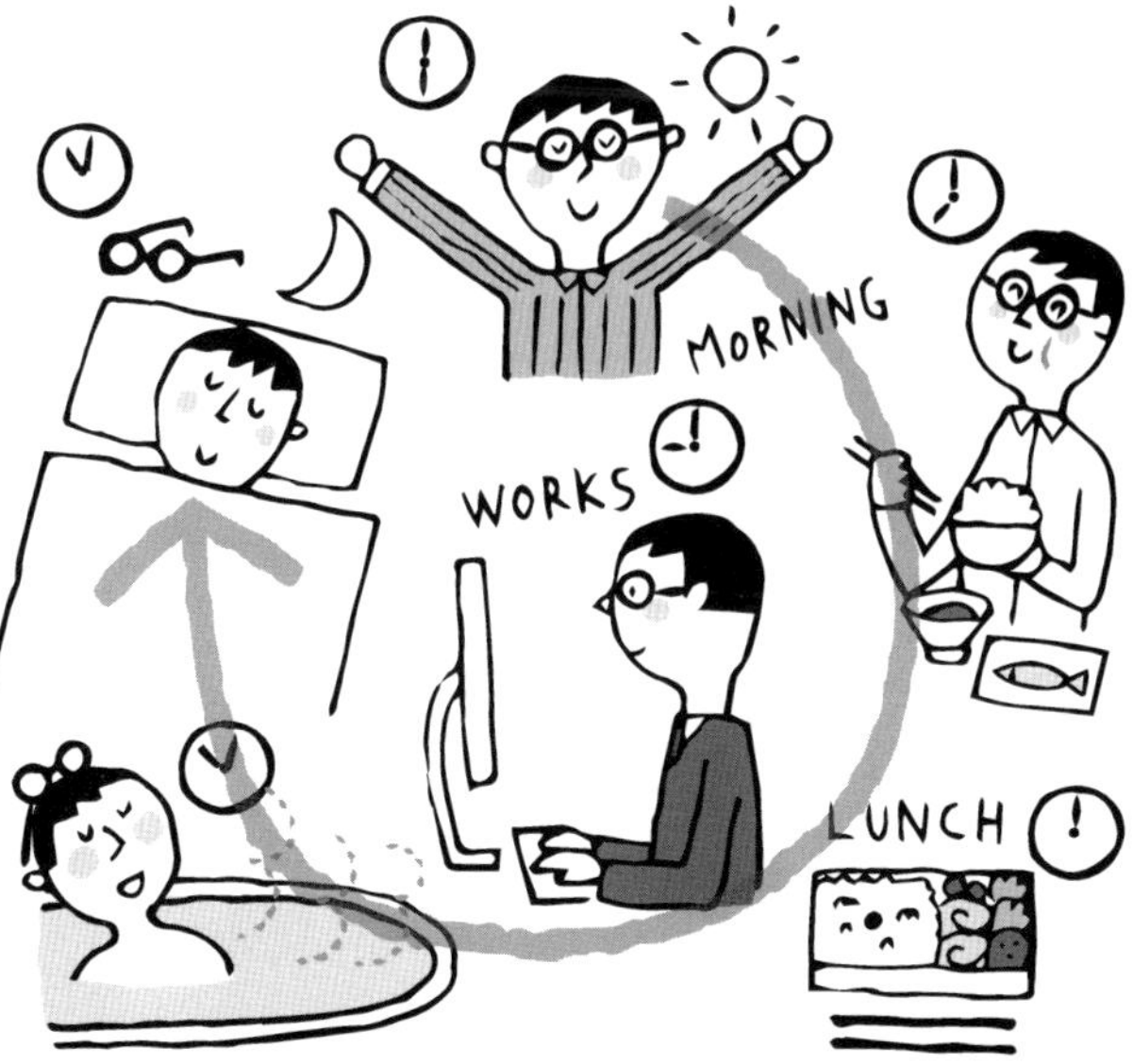

狂って、ホルモンや自律神経のバランスが乱れるので、体のあちこちに不調があらわれてきます。コレステロールや中性脂肪の合成も盛んになってしまいます。

体内時計は毎朝、太陽の光を浴びることでリセットされ、一定のリズムを刻みます。ですから体内時計が狂ったら、まず早起きをして、きちんと太陽の光を浴びるようにしましょう。早起きをして、日中しっかり活動をすれば、夜も気持ちよく眠れます。ぐっすりと熟睡できれば、朝の目覚めもすっきり。心身の疲れもとれるでしょう。朝食をとることも体内時計のリセットに効果があります。

ストレス対策――ストレスはコレステロールや中性脂肪、血圧を上げる！

どうして？

ホルモンの変化で肝臓が刺激され数値が上がる

●自分なりのストレス解消法を持とう

現代社会は非常にストレスフルです。「ストレスなんて、まったく感じない」なんていう人は、まずいないでしょう。実はストレスもコレステロールや中性脂肪の値に影響するのです。

人間の体は興奮したり、緊張したりすると自律神経が刺激されて、さまざまなホルモンが分泌されたり、逆に分泌が抑制されたりします。**このようなホルモンの変化が肝臓を刺激すると、コレステロールや中性脂肪の合成が盛んになってしまう**のです。

ストレスは血圧も上昇させます。コレステロール、

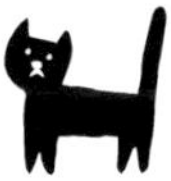

中性脂肪、血圧が上がったら血管は傷つきやすくなるので、心筋梗塞や脳梗塞など血管病のリスクが上がってしまいます。

上司や部下、友人、夫婦、親、子ども、ご近所などなど、ストレスの種は身の回りにあふれていますから、ストレスをゼロにするのは、とても無理。趣味を楽しむ時間を持つなど、自分なりのストレス解消法を見つけられるといいですね。

本書では、コレステロールや中性脂肪を下げる食事や生活習慣をいろいろと紹介していますが、体にいい生活習慣は心にも効きます。**体によいものを選んで食べ、規則正しい生活をして体が元気になれば、ストレスの耐性も上がっていく**でしょう。

また完璧を目指さないことも大事。完璧主義はストレスのモト。コレステロールや中性脂肪を下げる食事や生活習慣も頑張りすぎず、自分の好きな方法を楽しみながら試してください。

お風呂——のんびり湯ぶねにつかると代謝がアップする

どうして？

体がしっかり温まると血液循環がよくなる

●38～40℃のちょっとぬるめのお湯がおすすめ

湯ぶねにゆっくりとつかると、**体がしっかり温まるので血液循環がよくなり、代謝がアップ**します。お湯の温度は38～40℃のちょっとぬるめがよいでしょう。**入浴にはストレス解消効果、心身の疲れをとる疲労回復・リラックス効果も**あります。またゆっくりとお風呂に入って体を温めると睡眠の質も上がります。いずれの効果もシャワーでは得られません。

「忙しいから」「湯ぶねにお湯をためるのがめんどくさいから」などといわず、1日の最後は湯ぶねにゆっくりとつかる入浴でしめましょう。

《おすすめの入浴法》

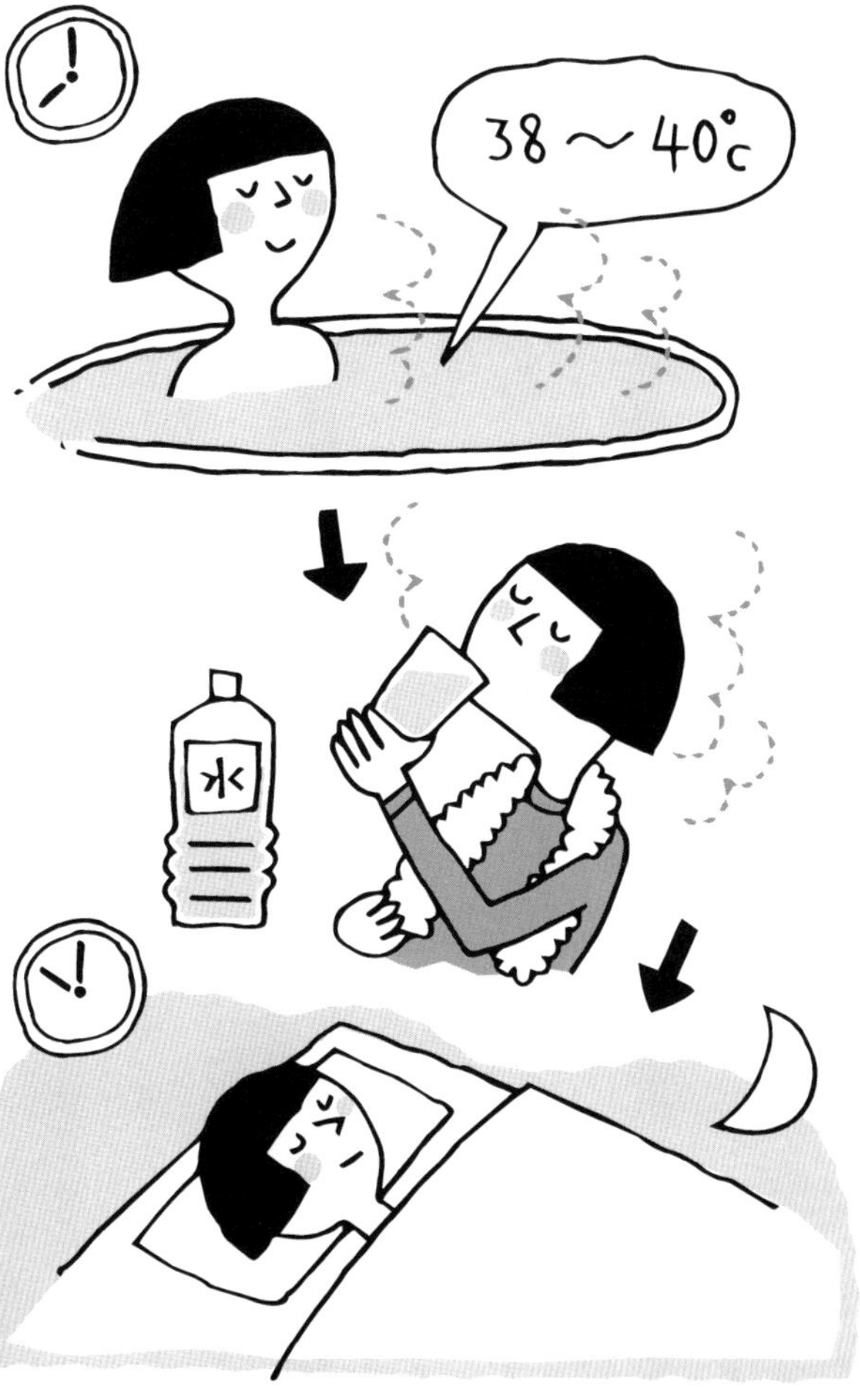

☆湯の温度は38～40℃
☆30分ぐらい、ゆっくりつかる
☆お風呂上がりは、水分補給をする
☆寝る1～2時間前に入浴すると、質のいい睡眠がとれる

睡眠

質のよい睡眠がとれるとコレステロールが上がりにくい

どうして？

睡眠の質が悪いと自律神経のバランスが乱れる

●ぐっすり眠ることは、ダイエットにもいい

睡眠で大事なのは、時間よりも質。短い時間でも熟睡して、睡眠の質を上げるように工夫しましょう。7〜8時間眠っていても、途中で何度も目を覚ましてしまうような質の悪い睡眠では疲れもとれません。睡眠の質が悪いと、自律神経のバランスが乱れて、コレステロール値も上がりやすくなってしまいます。

また、寝ている間には成長ホルモンが分泌され、その働きで、毎晩ぐっすり眠るだけで300キロカロリー＝ジョギング1時間分に相当するカロリーを消費できます。ぐっすり眠らないと、もったいないですね。

《質のいい睡眠をとるコツ》

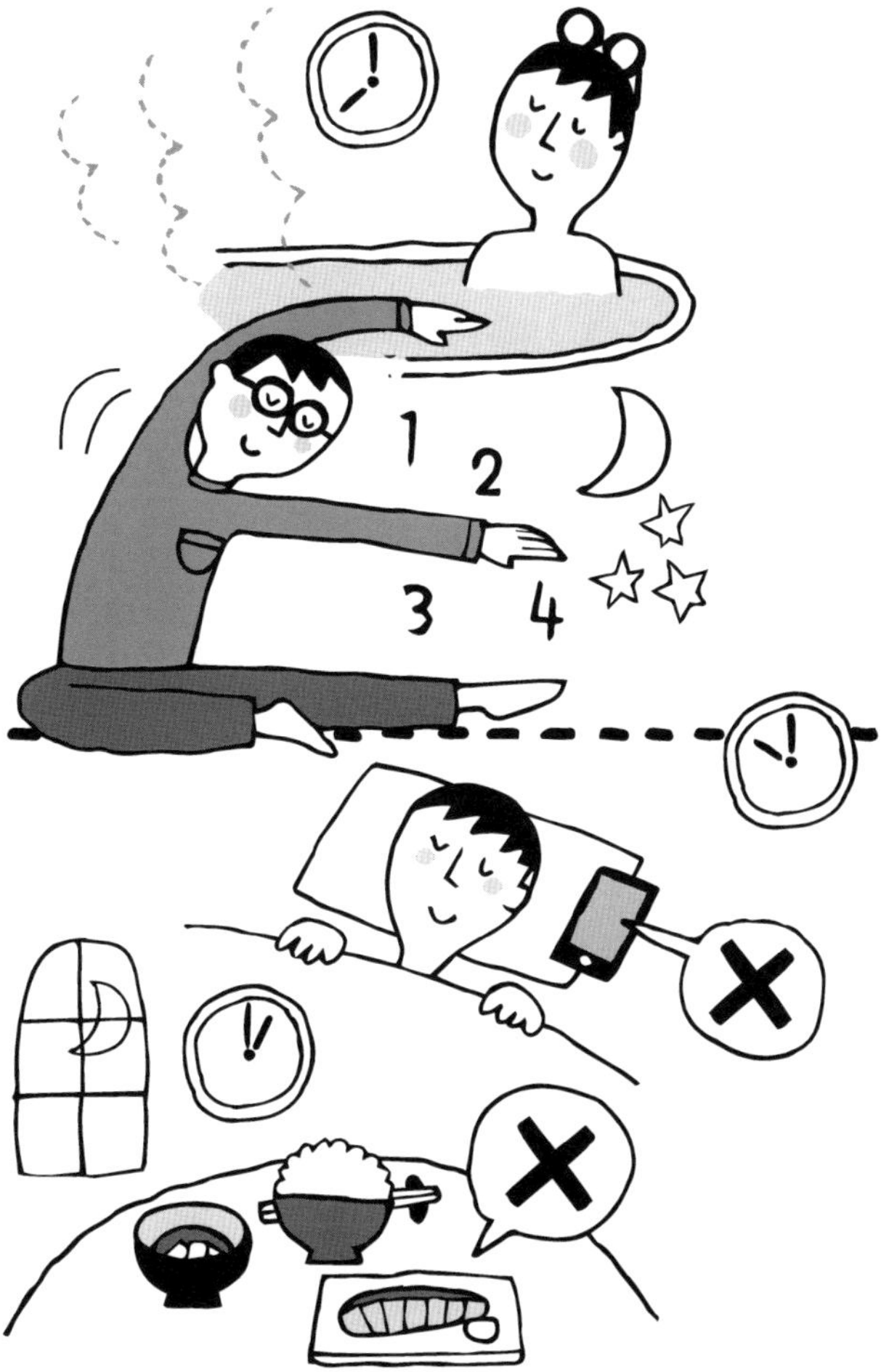

☆寝る1〜2時間前にお風呂に入る
☆ベッドに入る前に、軽いストレッチをする
☆寝る直前はパソコンやスマホにふれない
☆夜遅い時間に食べない

食事と体重を記録

――記録するとダイエットに効く！

どうして？

自分の生活を客観視できて生活改善に

● 30代で高血圧の人も！　血圧測定も習慣にしたい

「コレステロールや中性脂肪を下げるためには、食べすぎないこと」。本書では繰り返しそういってきましたが、そのモチベーションを保つために役立つのが、食事日記です。**自分が毎日食べているものを書き出せば、自分の食生活を客観視できて、どこに問題があるのかもすぐにわかります。**

あわせて、毎日体重を測り、記録するのもおすすめです。最近は、体脂肪や内臓脂肪などの量まで測れる体重計も増えています。体重以外は必ずしも正確とはいえないのですが、それでも数値の変化を確認するこ

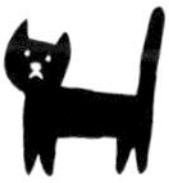

とはできます。

さらに血圧測定まで習慣にできたら、理想的。「毎日血圧を測るなんて、年寄りがすることだろう」などと、バカにしてはいけません。コレステロールや中性脂肪が高い人は、動脈硬化になるリスクが高いので、常に心筋梗塞や脳梗塞の心配をかかえていると考えたほうがいいでしょう。また、中高年での高血圧は最も認知症を引き起こすリスクが高いのです。

最近は**30～40代と比較的若い年齢で、高血圧の人も増えてきました。**忙しい毎日を送っている30～40代の人たちは、多少体調が悪くても「ちょっと疲れているだけ。病院に行くほどじゃないし、行く時間もない」と自分の不調を軽視しがち。でも家で体重と血圧を測っていれば、体のささいな変化にも気づきやすいでしょう。**血圧は健康の大事なバロメーター**なのです。

ちなみに血圧を測るタイミングは、朝起きてトイレに行き、朝食を食べる前がベストです。朝の忙しい時間ですが、必ず2回測って、2回目の値を記録するようにしましょう。

ウォーキング——食べた3時間後に運動をすると、中性脂肪を下げる

どうして？

中性脂肪のピークは食事の3時間後で6時間後に元に戻る

●効果的な有酸素運動をしよう

運動には短距離走や筋トレのような無酸素運動と、ウォーキングや水泳、エアロビクスなどの有酸素運動があります。コレステロールや中性脂肪を抑えるのに役立つのは、有酸素運動です。

手軽に始められる有酸素運動といえば、ウォーキング。でも、ただ歩くだけでは、有酸素運動になりません。**正しいフォームできちんと歩いてこそ、効果のある運動になる**のです。まず143ページのイラストを参考に、正しいフォームを身につけましょう。

運動で消費する1日のエネルギーの目安は、150

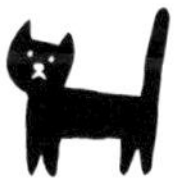

キロカロリーです。これは、体重60kgの男性が普通のスピードで歩いて、5kmぐらいの距離を1時間ぐらいウォーキングした量に相当します。**通勤時の歩き方を正しいフォームに変えたり、階段を使ったり、バス停1つ分歩いたりなど、ちょこちょこと体を動かせば、ウォーキングそのものの時間は30分程度でも十分**です。

●食べた3時間後に運動をすると、中性脂肪を下げるのに効果あり

中性脂肪は食事をすると上昇し始め、3時間後にピークに達して、その後ゆるやかに下がり、6時間後に元に戻ります。食後に中性脂肪が上がっても、「6時間後に戻る」ことがとても大事。**中性脂肪がきちんと下がりきらないうちに次の食事をとってしまうと、常に中性脂肪が高い状態**になってしまいます。

ですから、中性脂肪をしっかり下げるためにも、運動は食後にするのがおすすめ。ウォーキングなども、できれば食事をした3時間後にするとよいでしょう。

散歩（ウォーキング）のほか、サイクリングや水泳もコレステロールや中性脂肪の改善にいい運動です。こうした**運動を3カ月ぐらい続けると体重が減り始め、コレステロール値も下がってくる**でしょう。

《自分の姿勢をチェックしよう！》

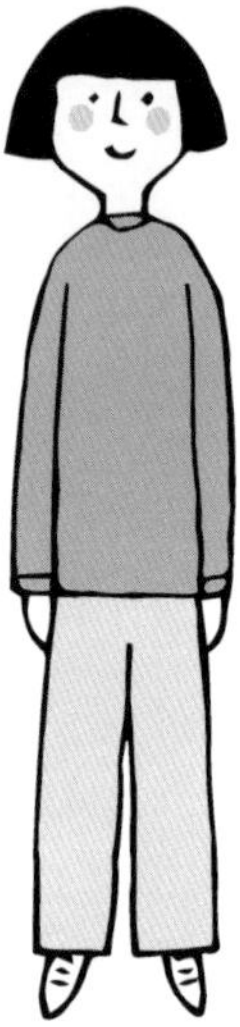

正面からチェック

- □ 首が左右のどちらかに傾いていない
- □ 肩のラインが左右どちらかに傾いていない
- □ 左右の肩を結んだラインが平行
- □ 鎖骨の高さが左右同じ
- □ 指先の高さが左右同じ
- □ ウエストラインが左右どちらかに傾いていない
- □ 地面に対して垂直に立っている

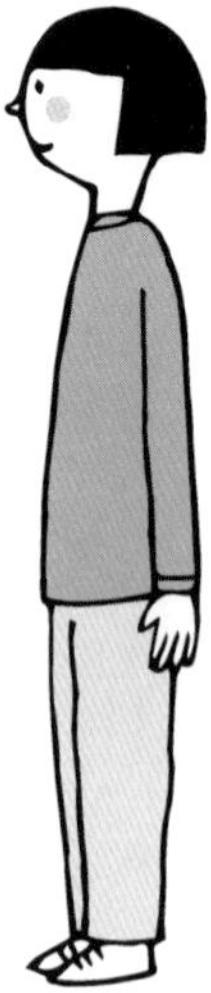

横からチェック（壁に背中をつけて）

- □ 壁を背にして直立したとき、耳・肩・指先・ひざ横・くるぶしが一直線になる
- □ 後頭部が壁につく
- □ 左右の肩甲骨を寄せて壁につけたとき、肩のラインが左右どちらかに傾いていない
- □ 背中と壁の間に約1cmのすきまができる
- □ おしりが壁につく
- □ ふくらはぎが壁につく
- □ 両足のかかとが壁につく

《運動効果をアップさせる正しいウォーキングフォーム》

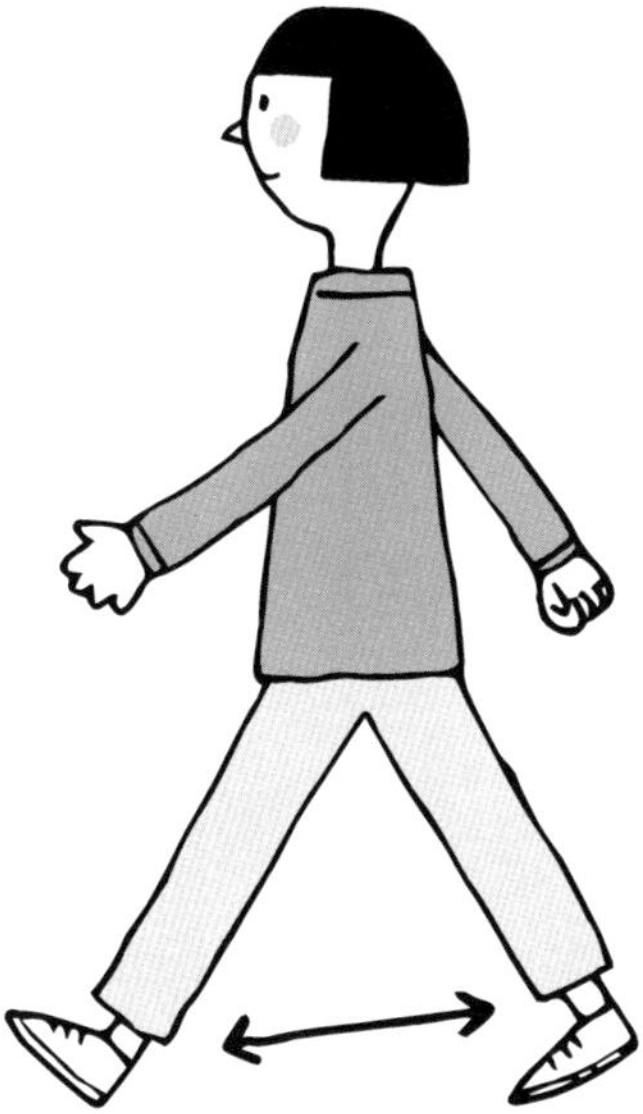

・肩の力を抜く
・視線はまっすぐ前方へ
・軽くあごを引く
・軽く胸を張る
・軽くひじを曲げて腕を前後に大きく振る
・背すじは伸ばす
・腹筋と背筋に力を入れておなかをへこませる
・腰が上下にブレないように
・つま先で地面をけって、かかとから着地
・歩幅を普段より約5cm広くする
・常にひざとつま先を正面に

《運動と消費カロリーの目安》

運動	時間(分)	距離(km)	消費カロリー(kcal)
ウォーキング	30	2.4	75
ジョギング	20	3.7	168
自転車	20	5	67
ストレッチ	15	-	50
ラジオ体操	3	-	13
何もしない	1日	-	83

階段を使う

——階段を昇り降りするだけで、悪玉のＬＤＬや中性脂肪が減らせる

どうして？

階段の昇り降りは毎日手軽にできる有酸素運動

●エスカレーターやエレベーターはできるだけ避ける

「毎日１時間もウォーキングなんてできないよ」という人に、ぜひやっていただきたいのが、階段を使うことです。

普段、なにげなく使っているエスカレーターやエレベーターをやめて、**階段を昇り降りするだけで、悪玉のＬＤＬコレステロールや中性脂肪を減らすことができるのです。**

どれくらいの効果があるかというと、階段を１日４００段昇り降りすると、15分間ジョギングをしたのと同じぐらいの運動効果があるそうです。

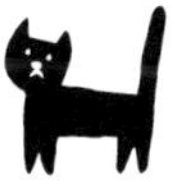

４００段というと、しり込みしてしまうかもしれませんが、なにも「いっぺんに４００段昇り降りしろ」といっているのではありません。朝晩の通勤時や買い物のときに利用する駅の階段、オフィス内での移動で階段を使うなど、１日合計して４００段程度昇り降りすればいいのです。１日どの程度階段を使っているか、数えてみてください。思っている以上に昇り降りしているかもしれません。雨の日でもできますし、15分間ジョギングをするより、ずっとハードルが低いと思いませんか？

でも、「歩いて昇るより、かけ昇ったほうがいいだろう」と一段とばしで昇るのはＮＧ。勢いをつけて昇る一段とばしよりも、普通に昇るほうが消費カロリーは大きいのです。

また階段を昇り降りするとき、**足やおしりの筋肉をしっかりと使うことを意識すると、筋肉も鍛えられます。筋肉を鍛えれば、代謝がアップ。ダイエット効果もより高まる**でしょう。

家事

家事をしながらでもコレステロール対策ができる

どうして？

家事をしながらエクササイズで一石二鳥

●家事にエクササイズをプラスしよう

「歩きたいけれど、とにかく忙しくてそんな時間がとれない」という人は、歩くかわりに家事でカロリーを消費しましょう。掃除機をかけたり、ぞうきんやモップで床をふいたり、**家じゅうの掃除をしっかりやろうとすると、けっこうな運動量になる**ものです。買い物に出かけてスーパーやショッピングセンターの中を歩き回るのもいいですね。

家事をしながらできる、コレステロールや中性脂肪を下げるのにいいエクササイズもご紹介します。料理をしながら、掃除をしながら、ぜひ試してみてください。

《料理や洗い物、歯みがきなどをしながら》

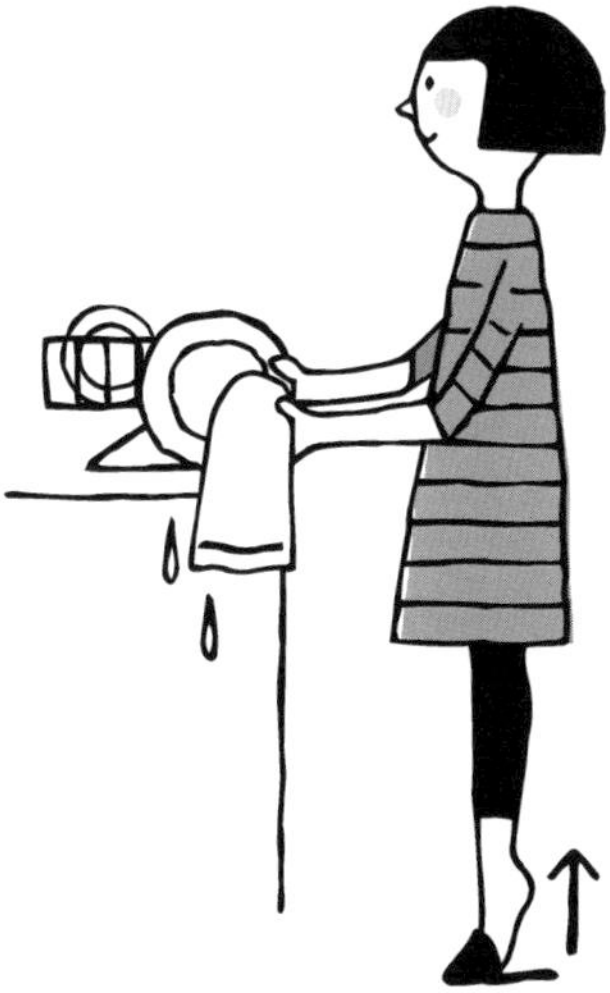

☆**カーフレイズ**

背すじを伸ばしてつま先で立ち、両足のかかとを上げて2～3秒キープしてから、ゆっくりと下ろす。これを10回繰り返す。

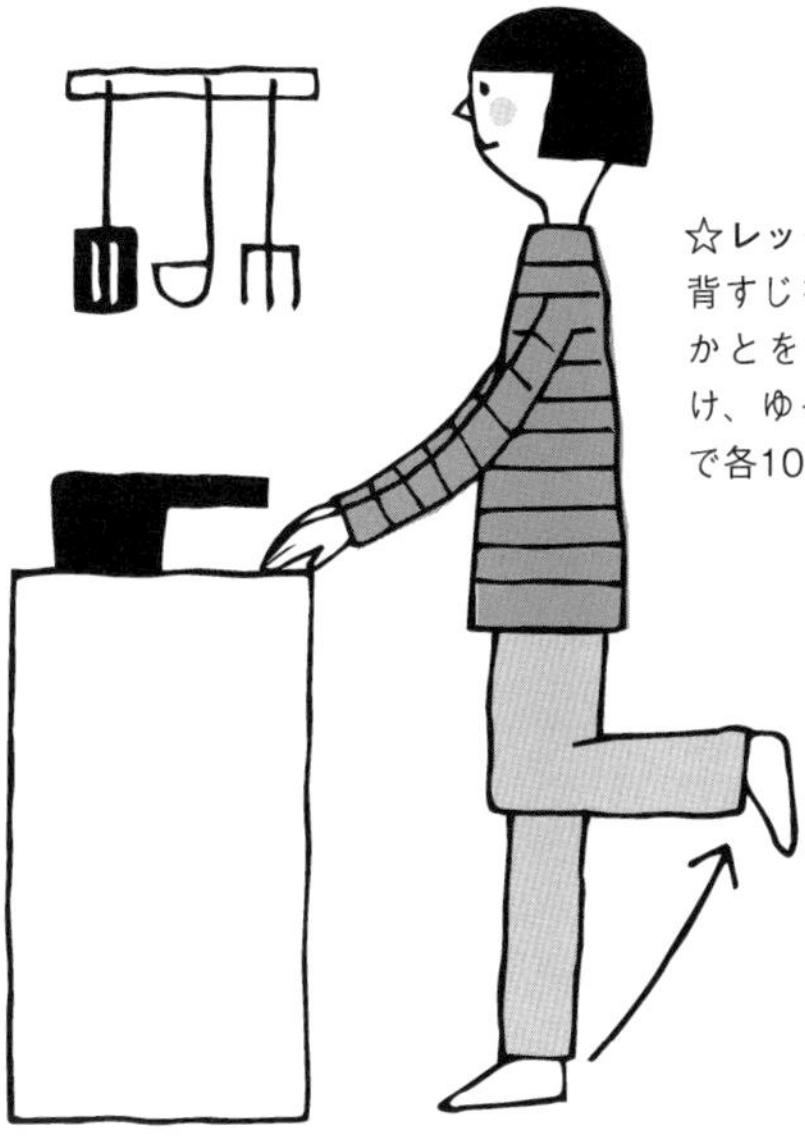

☆**レッグカール**

背すじを伸ばして立ち、片足のかかとをゆっくりとおしりに近づけ、ゆっくりと下ろす。左右の足で各10回繰り返す。

《掃除をしながら》

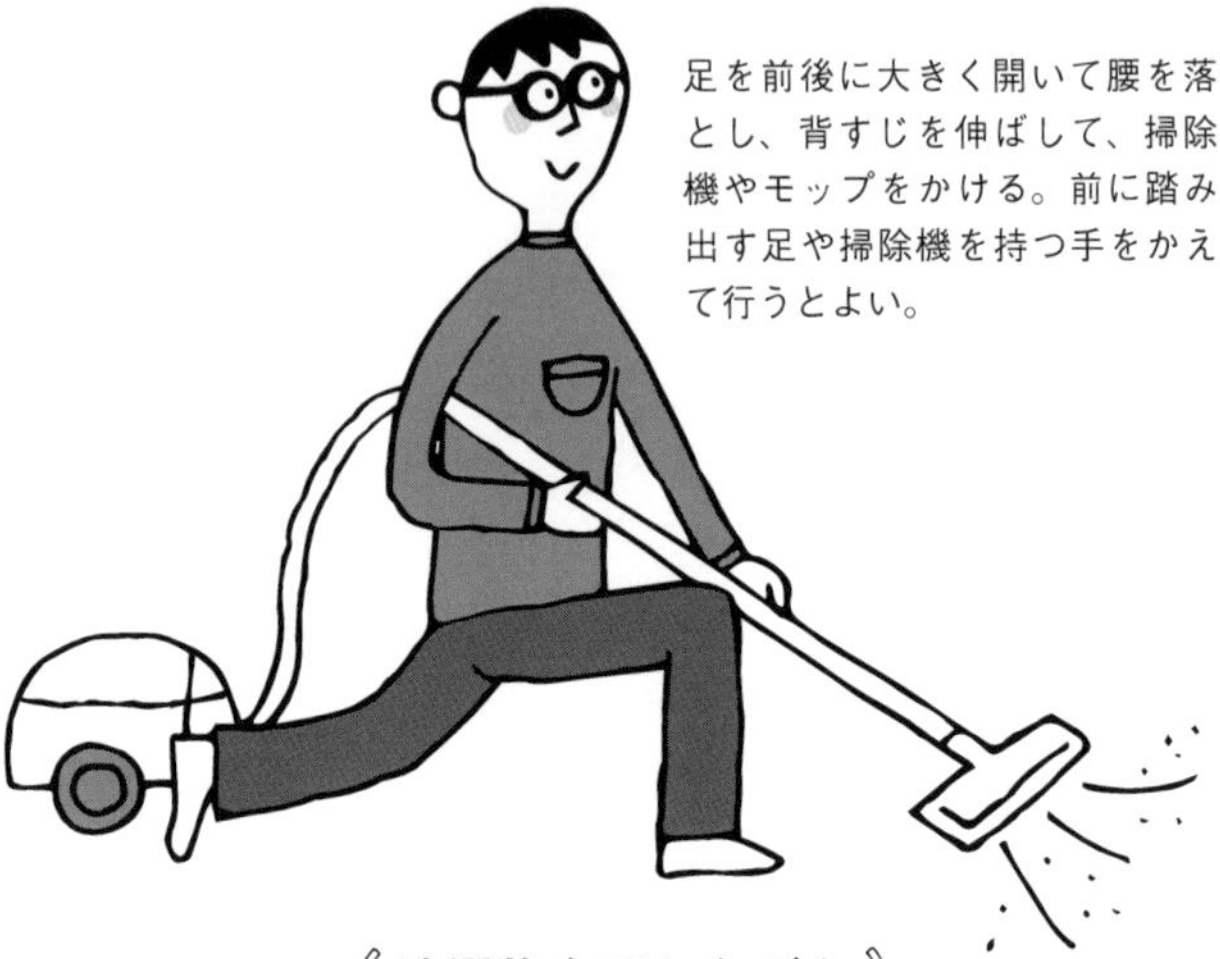

足を前後に大きく開いて腰を落とし、背すじを伸ばして、掃除機やモップをかける。前に踏み出す足や掃除機を持つ手をかえて行うとよい。

《洗濯物を干しながら》

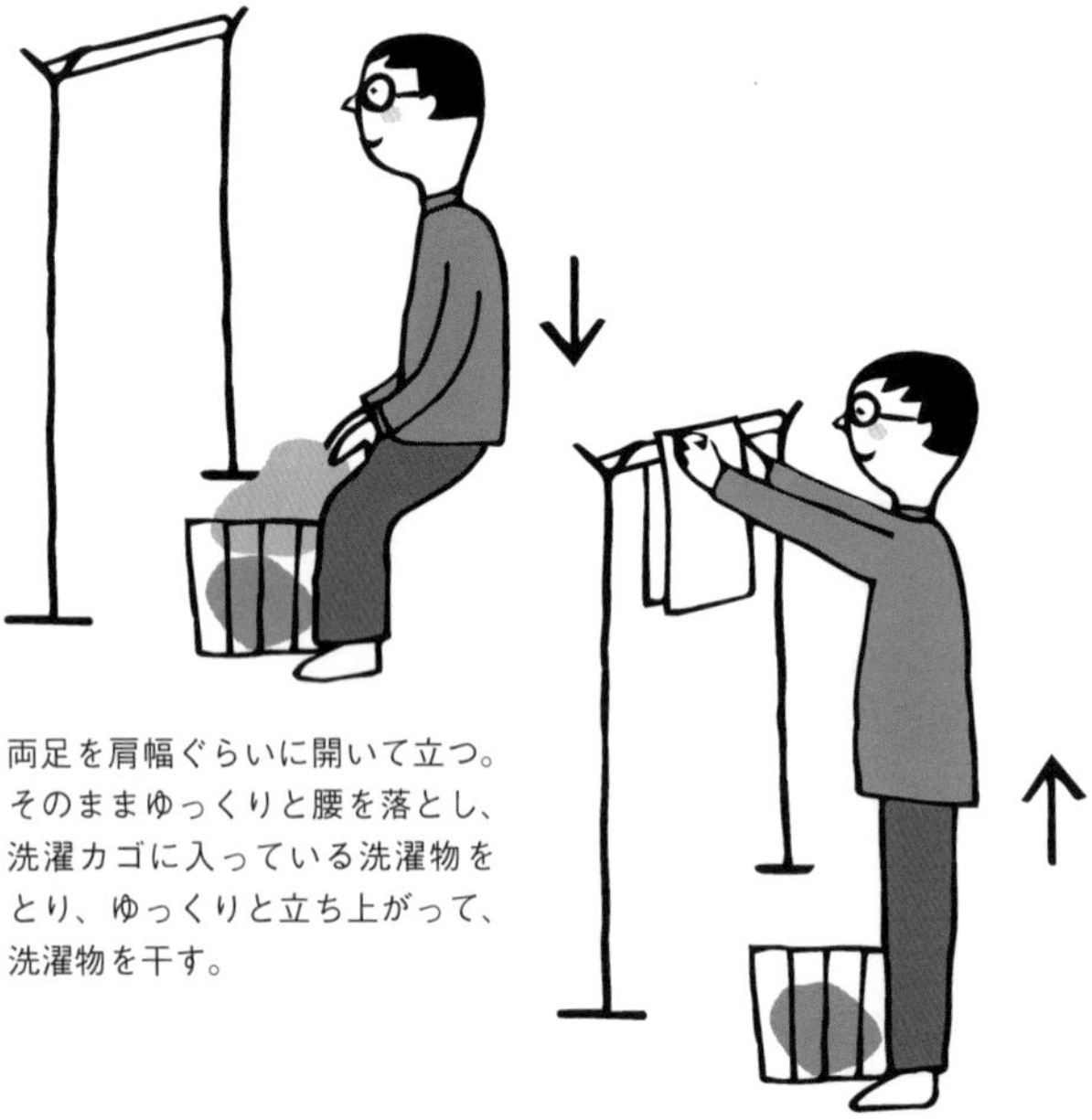

両足を肩幅ぐらいに開いて立つ。そのままゆっくりと腰を落とし、洗濯カゴに入っている洗濯物をとり、ゆっくりと立ち上がって、洗濯物を干す。

Column 3

内臓脂肪が多すぎると、長寿ホルモンの分泌量が減る！

●豆腐や野菜の食物繊維、海藻類を食べると長寿ホルモンの分泌量が増える

みなさんはアディポネクチンという長寿ホルモンの存在を知っているでしょうか？　アディポネクチンは脂肪組織から分泌される成分で、血管や臓器を若々しく保ち、動脈硬化などを予防する働きがあります。ですから、アディポネクチンの分泌量が少ない人は、血管や体が早く老化して、病気になりやすい、といえるでしょう。

またアディポネクチンは、血液中の糖分を細胞に取り込む仕組みを改善する働きもしますので、血糖値が高い人にとっても非常にありがたいホルモンです。

内臓脂肪が多すぎると、このアディポネクチンの分泌量が減ってしまいます。逆に内臓脂肪が少なすぎてもダメ。中性脂肪がほどよくある、つまり太りすぎていず、やせすぎてもいない人が長寿なのです。

最近の研究で、豆腐に含まれているベータコングリシニンという成分が長寿ホルモン・アディポネクチンを増やすことがわかりました。そのほか、野菜に含まれる食物繊維、わかめ・ひじきなど海藻類に多いマグネシウムもアディポネクチンを増やすために役立ちます。

ふくらはぎ――こまめに動かすことで血管病を予防する

どうして？

ふくらはぎの筋肉を鍛えると血流が改善

●1時間に一度はふくらはぎを使おう

二足歩行をしている人間の血液は、重力のせいで、その70％が下半身に集まっています。この下半身にたまった血液を、重力に逆らって、心臓に戻すために働くのがふくらはぎの筋肉です。**第二の心臓と呼ばれるふくらはぎを鍛えることは、全身の血流を改善して、血管病を予防するために役立つ**のです。

たとえば次のページの運動や、お風呂に入ったときにふくらはぎをもむのも効果があります。長時間座りっぱなしになるときは、1時間に一度は立ち上がって歩いたり、ストレッチをするとよいでしょう。

《電車やバスの中で、つま先立ち運動》

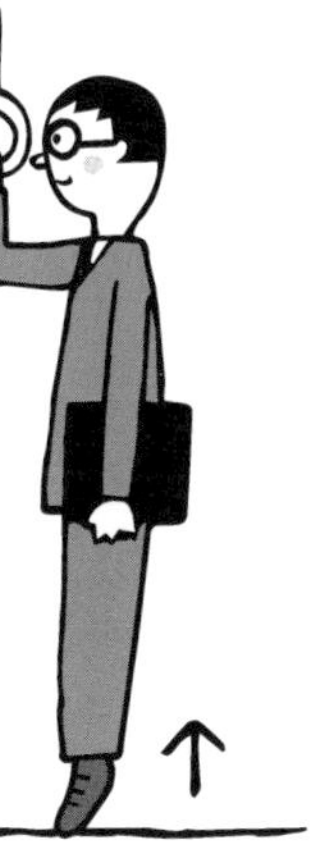

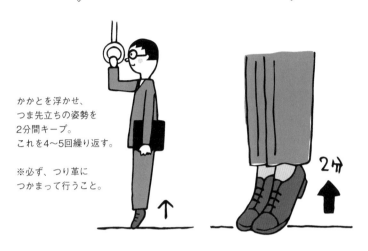

かかとを浮かせ、
つま先立ちの姿勢を
2分間キープ。
これを4〜5回繰り返す。

※必ず、つり革に
つかまって行うこと。

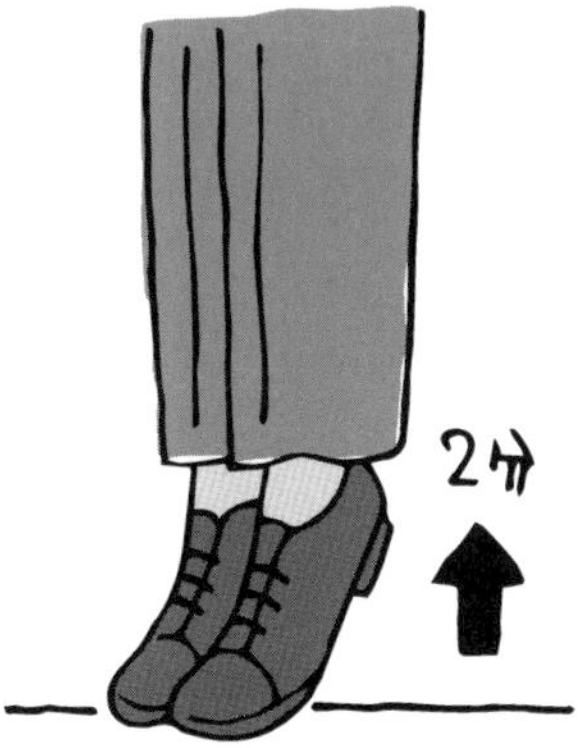

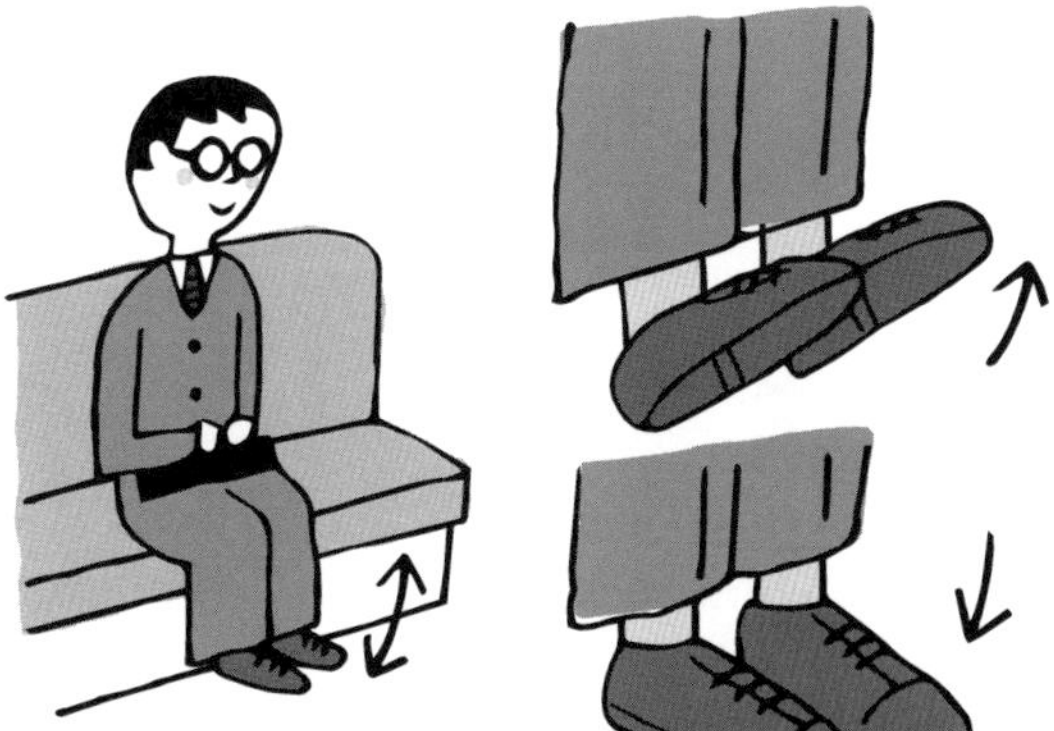

座席に座ったまま、
足首をパタパタと
上下に動かす。

※自宅で行う場合は、
床に足を伸ばして
座った姿勢で行ってもよい。

ストレッチ

1日15分でOK。動脈硬化のリスクを下げる効果も

どうして？

ストレッチは血管の若返りに効果が！

●ストレッチはたった15分で効果が！

オフィスでも、家でも、いつでもどこでも簡単にできる運動がストレッチです。「ストレッチ程度では、そんなに効果がないだろう」と思う人もいるでしょう。でも**約15分のストレッチで消費するカロリーは50キロカロリー。これは、1日に運動で消費したいカロリーの約3分の1に相当**します。

また最近の研究で、ストレッチは血管の若返りにも効果があることが明らかになってきました。

1時間以上いすやソファに座りっぱなしの状態が続いたら、ぜひストレッチを試してみてください。

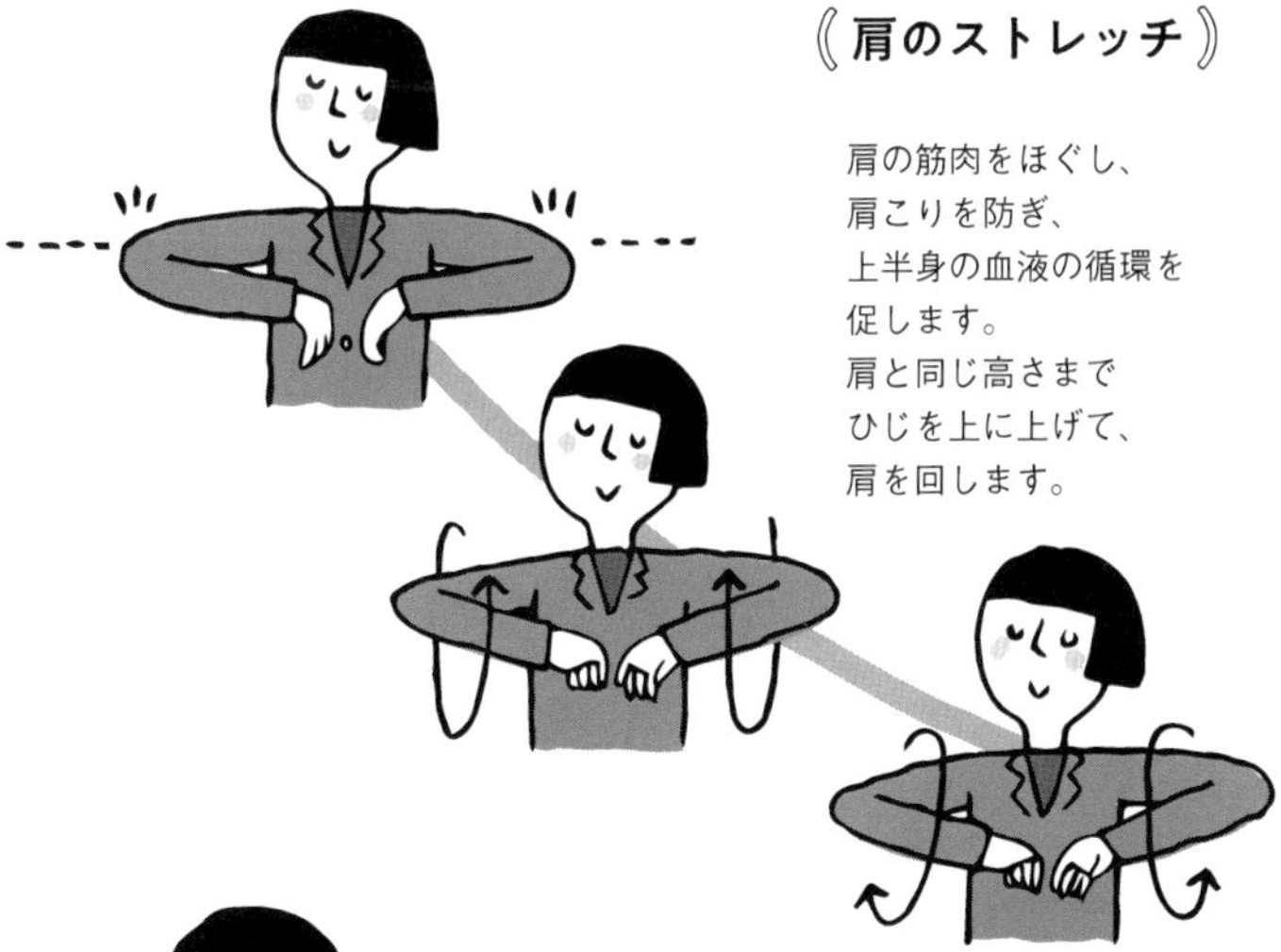

《肩のストレッチ》

肩の筋肉をほぐし、
肩こりを防ぎ、
上半身の血液の循環を
促します。
肩と同じ高さまで
ひじを上に上げて、
肩を回します。

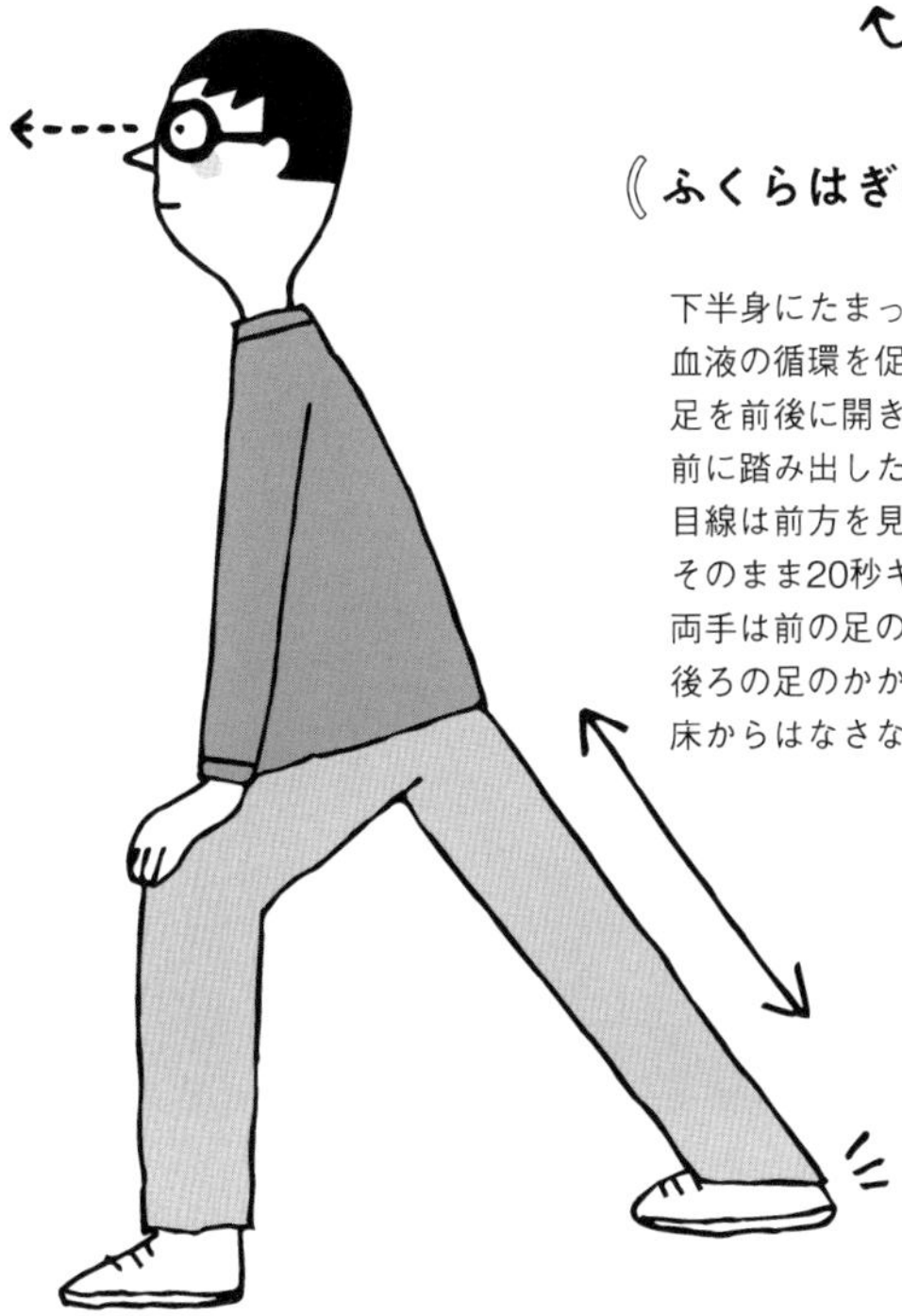

《ふくらはぎのストレッチ》

下半身にたまった
血液の循環を促します。
足を前後に開き、
前に踏み出した足のひざを曲げる。
目線は前方を見て、
そのまま20秒キープ。
両手は前の足のひざの上、
後ろの足のかかとは
床からはなさないこと。

《背中のストレッチ》

背中の筋肉をほぐし、腰痛を防ぎます。

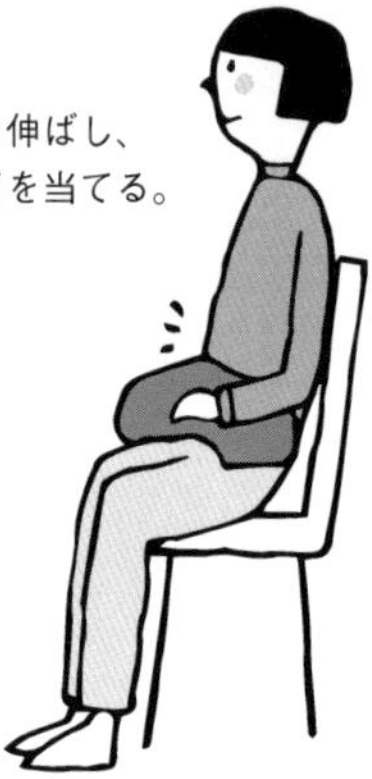

1 いすに座って、背すじを伸ばし、おなかにクッションなどを当てる。

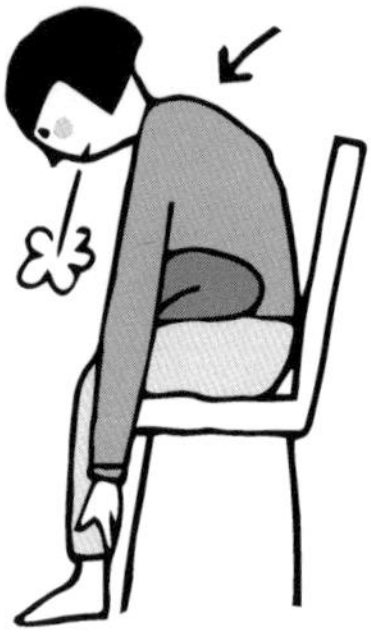

2 息を吐きながら、ゆっくりと上体を倒し、両手で両足首をつかむ。

3 そのままの姿勢で、両足を前にスライドさせながら、腰をしっかり曲げる。

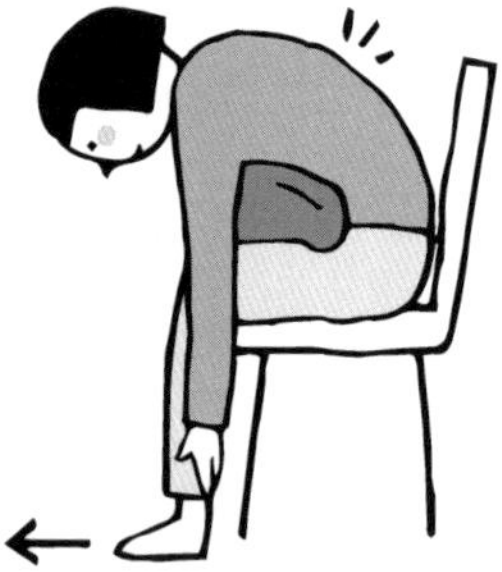

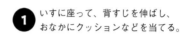

Point!

ストレッチをするときは、息を止めないこと。伸びている部分に意識を集中しましょう。

腰のストレッチ

寝る前やお風呂上がりに行うと、1日の疲れがとれて、ぐっすり眠れます。

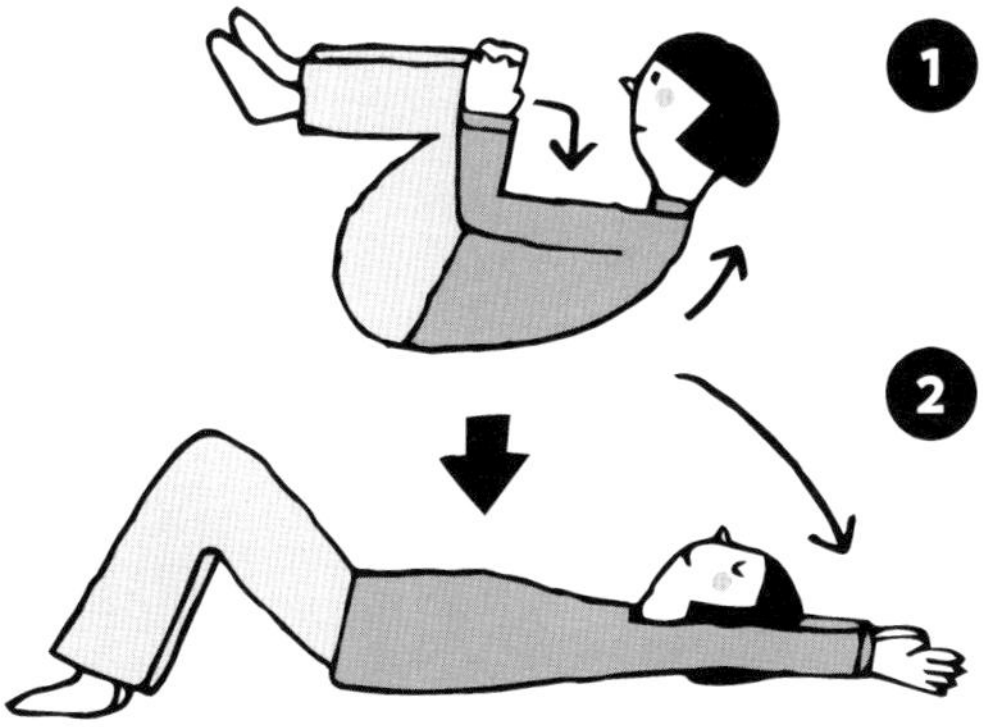

❶ あおむけに寝て、息を吐きながら、おしりを浮かせて両ひざをかかえ込む。この状態で20秒キープ。

❷ ❶のまま大きく息を吸う。次に息を吐きながら、両手をバンザイするように頭のほうに上げて、両腕を床につける。同時にひざは曲げたまま、両足を床につける。両腕は円を描くように回し、❶のポーズに戻る。これを6回繰り返す。

おしりと太もものストレッチ

ウォーキングや階段の昇り降りなどで、筋肉を使ったあとに最適。
疲れをほぐし、下半身の血流をよくします。

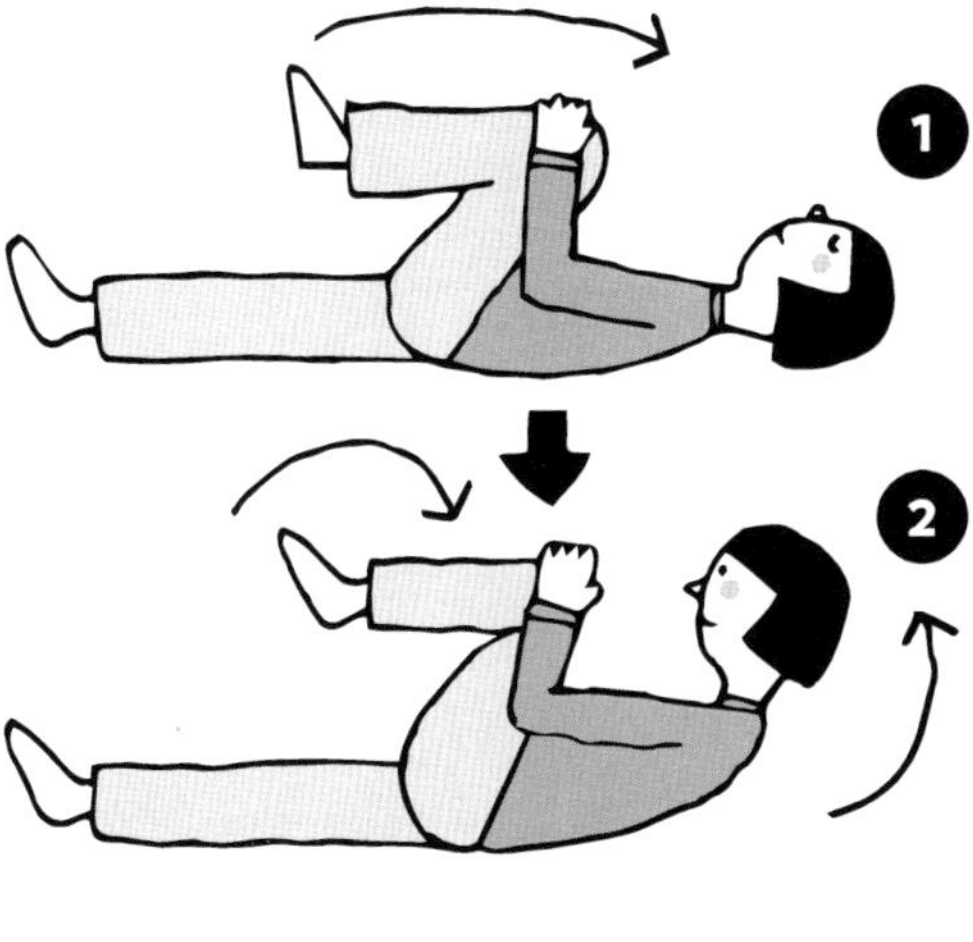

❶ あおむけに寝て、左ひざを両手でかかえ、息を吐きながら、グーッと胸に引き寄せ、20秒キープ。右足でも同様に行う。

❷ あおむけに寝て、左ひざを両手でかかえ、息を吐きながら、グーッと胸に引き寄せ、同時に背中を丸めて、上半身を持ち上げる。右足でも同様に行う。これを6回繰り返す。

筋トレ――無酸素運動もおすすめ。腹筋で内臓脂肪を減らす！

どうして？

筋肉量が増えると太りにくい体質になる

●有酸素運動とあわせて、無酸素運動の筋トレも！

コレステロールや中性脂肪を下げるために有効なのは、有酸素運動です。しかし無酸素運動にも、内臓脂肪を減らすというメリットがあり、とくにおすすめしたいのは腹筋運動です。体幹が鍛えられ、姿勢がよくなり、おなかの調子がよくなるなどの効果もあります。

また**筋肉は運動をしていないときでも、エネルギーを消費します。ですから筋肉の量を増やせば増やすほど、基礎代謝が上がって太りにくい体質になる**のです。

ここでは特別な道具を使わない運動を紹介しますが、ダンベル運動なども効果的です。

《基本の腹筋トレーニング》

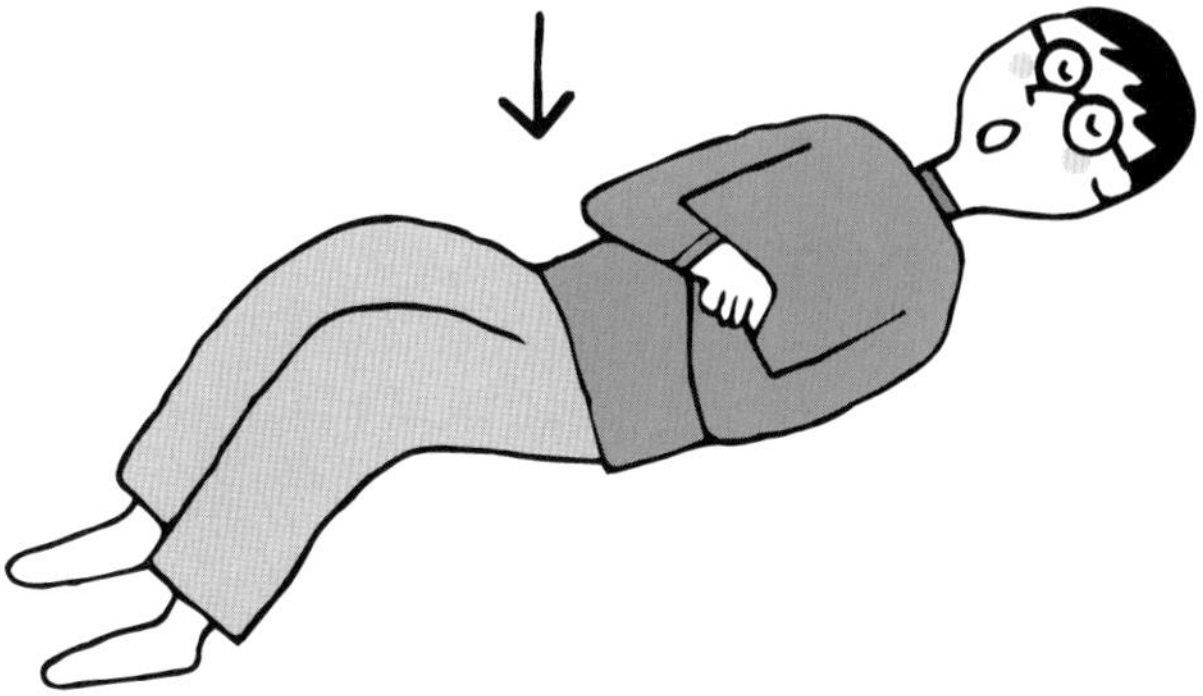

1. あおむけに寝て、両ひざを立て、両手はおなかの上に重ねておく。
2. 腹式呼吸で長く息を吐きながら、おなかをへこませる。
3. 息を吐ききったら、おなかの力をゆるめる。次に鼻からゆっくり息を吸い、おなかをふくらませる。
4. 息を吐きながら、おなかをへこませ、そのままの状態で普通の呼吸（胸式呼吸）を10回繰り返す。

Point!

筋トレは呼吸をしっかり意識して、反動をつけずに行いましょう。

《下腹部のトレーニング1　ヒップリフト》

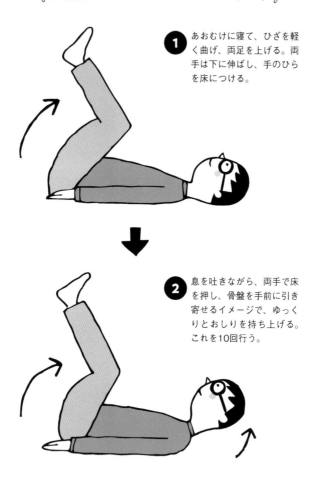

❶ あおむけに寝て、ひざを軽く曲げ、両足を上げる。両手は下に伸ばし、手のひらを床につける。

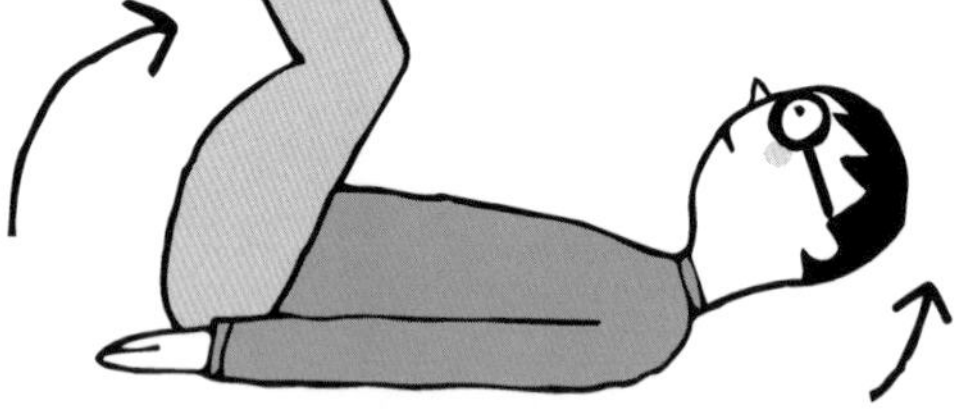

❷ 息を吐きながら、両手で床を押し、骨盤を手前に引き寄せるイメージで、ゆっくりとおしりを持ち上げる。これを10回行う。

※簡単にできるようになったら、おしりを持ち上げるときに、同時に頭も上げるとトレーニング効果がアップする。

《下腹部のトレーニング2　自転車こぎ》

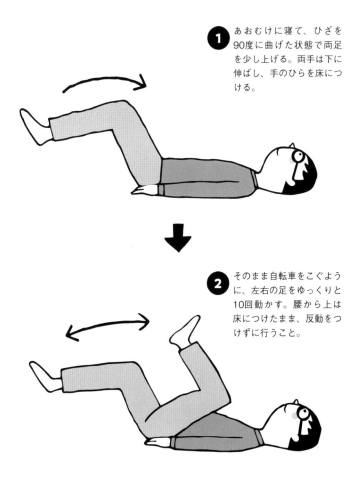

1 あおむけに寝て、ひざを90度に曲げた状態で両足を少し上げる。両手は下に伸ばし、手のひらを床につける。

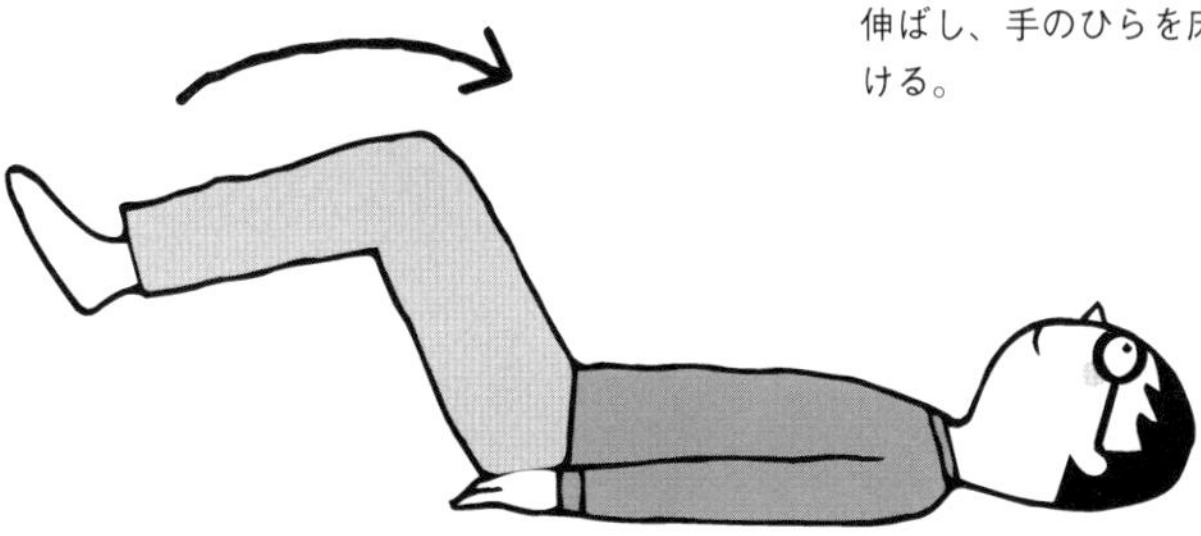

2 そのまま自転車をこぐように、左右の足をゆっくりと10回動かす。腰から上は床につけたまま、反動をつけずに行うこと。

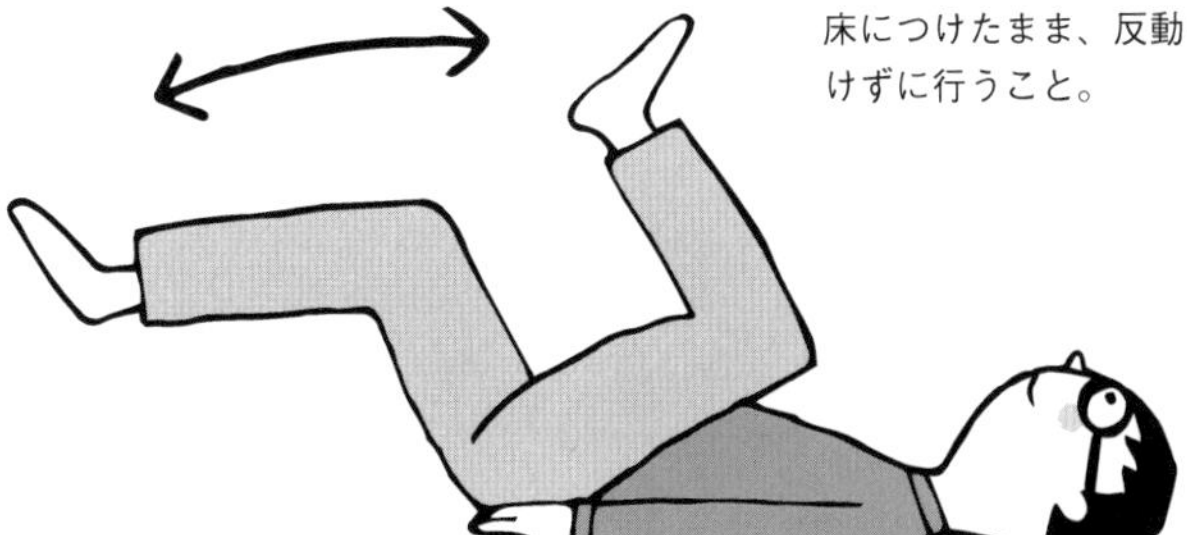

板倉弘重（いたくら　ひろしげ）

医学博士、芝浦スリーワンクリニック名誉院長、国立健康・栄養研究所名誉所員。東京大学医学部卒業、同大学第三内科入局後、カリフォルニア大学サンフランシスコ心臓血管研究所留学。東京大学第三内科講師、茨城キリスト教大学生活科学部食物健康科学科教授を経て、現職。日本健康・栄養システム学会名誉理事長。日本栄養・食糧学会名誉会員、日本動脈硬化学会名誉会員、日本ポリフェノール学会理事長。著書多数。

参考文献

『ものぐさでも中性脂肪・コレステロールが簡単に下がる！ 41の方法』板倉弘重監修（ダイアプレス）
『晩酌をやめずにコレステロールと中性脂肪を減らす方法』板倉弘重著（SB クリエイティブ）
『コレステロール・中性脂肪がみるみる下がる100のコツ』主婦の友社編（主婦の友社）
『ぐうたらでもコレステロールがグングン下がる55の方法』河邊博史監修（主婦の友社）

装丁・デザイン／菅谷真理子（マルサンカク）
本文レイアウト／鈴木悦子（POOLグラフィックス）
DTP ／鈴木庸子（主婦の友社）
カバーイラスト／山本啓太
イラスト／山村真代
取材・文／植田晴美
編集／中野明子（BBI）
編集担当／三橋祐子（主婦の友社）

コレステロール・中性脂肪《ちゅうせいしぼう》にホントにいいこと帳《ちょう》

2021年 7 月31日　第1刷発行
2022年11月20日　第3刷発行

編　者　主婦の友社
発行者　平野健一
発行所　株式会社主婦の友社
〒141-0021　東京都品川区上大崎3-1-1 目黒セントラルスクエア
電話 03-5280-7537（編集）
03-5280-7551（販売）
印刷所　大日本印刷株式会社

ISBN978-4-07-448657-1

*本書は『大丈夫！ 何とかなります　コレステロール・中性脂肪は下げられる』（2017年・主婦の友社刊）に新規内容を加え、再編集したものです。